JN098189

不健康をなくす

医療法人社団 優智会
かわせ歯科医院 院長
川瀬信行

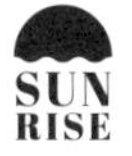

はじめに

東村山にかわせ歯科医院を開業し、はや28年。開業当初からいらっしゃってくれる患者さんや、親子2世代、3世代で通ってきてくださる患者さんもいらっしゃいます。

「一人ひとりの患者さんたちに治療に満足して帰っていただきたい」と考え、ユニット数や最新の設備、さらには診療の幅やスタッフを増やした結果、今では40名弱の大所帯となり、日々患者さんをお迎えしています。

本書では、かわせ歯科医院の歴史をはじめ、私が大事にしている価値観、なぜ多くの患者さんに来ていただける医院になったのか、それを振り返りながらご紹介したいと思います。

その前に私の自己紹介をさせてください。

私が歯科医師を志したわけ

はじめまして。かわせ歯科医院の院長川瀬（かわせ）信行（のぶゆき）と申します。歯科医師として約30年。

一筋に進んでまいりました。

そんな私が「歯医者になろう」と興味を持ったのは中学生のときでした。幼い頃の私はスポーツが得意で「将来はプロ野球選手になりたい」などと夢見る子どもで、自分が歯医者になるなんて予想もしていなかったのです。

そんな私の転機は、中学2年の時、担任の先生からかけられたあるひと言でした。保護者面談をしているとき、将来のことについて「川瀬は口下手だから営業マンは向かない。でも人間嫌いじゃないから研究者も向かない。手先が器用だから技術屋がいいですよ」と言ってくれたそうです。「うちの息子のことをほんとによくわかってくれてる」と、母親は感激したそうです。

「技術屋……それなら歯医者なんていいかもしれないね」と私にすすめてくれました。当時、親戚に歯医者のおじさんがいたことや、むし歯の治療で歯医者に通っていたことも影響したのかもしれません。この保護者面談をきっかけに「将来は歯医者になろう」という目標が私の中に芽生えたのです。

高校に進学してもその気持ちは変わりませんでしたが、周りの友達と話をする中で「医学部もいいな」と興味を持つようになっていました。

そんな折、高校1年生のときに家族旅行で行った北海道で、北海道大学を見学する機会にめぐまれました。東京とはまるで違う空気に、楽しそうな大学生の姿を見て私は「北海道大学に入りたい！」と憧れを持ったのです。

ちょうど仲のいい同級生が北海道出身だったこともあって、「一緒に北大に行こう」なんて盛り上がり、私の気持ちは完全に北海道へと向いていたのです。くしくも高2で訪れた修学旅行もまた北海道。北海道大学への気持ちはより一層強くなったのです。

しかし、現実はそんなに甘くありませんでした。

高校3年生の受験期、共通一次試験の成績がふるわず、北海道大学進学の道は絶たれてしまったのです。「それなら他大学の歯学部に行こうか……」と受験するも、迷いながらの受験はすべて失敗。私は挫折感でいっぱいになってしまったのです。

いったん気持ちをリセットして考えたとき、浮かんできたのは「北海道に行きたい」という強い気持ちでした。

そこで私は浪人し、翌年念願だった北海道大学の歯学部に入学することができました。私は春から始まる新しい生活に胸をふくらませていたのです。

憧れの大学でまさかの挫折。悩みの中、到達した歯科医への道

北海道でひとり暮らしを始めてから、私の生活は一変しました。憧れていた大学生活が手に入った喜びから、私は勉強よりも遊ぶことに夢中になってしまったのです。受験生活からの解放感と、親元を離れた自由さから、少しはめを外してしまったのかもしれません。クラスの友達と週の半分は飲みに行き、朝帰り。夕方起きてまた飲みに行く……。こんな生活が続いたのです。当然、これでは授業なんて受けられる状態ではありません。案の定成績もなんとか授業についていけるレベルで低空飛行を続けていました。このとき、じつは私の中にある2つの気持ちが生まれていたのです。

1つは「これではいけない」と生活を立て直したい気持ち。そしてもう1つは「本当にこのまま歯学部にいていいいんだろうか」という悩みです。

「先生や親が示してくれた歯学部の道だったけれど、本当に進みたい道は医学部なのでは?」「自分で自分のことを真剣に考えてこなかったツケが今回ってきているんじゃない

か」「いやいや憧れの北海道大学にまで来てそんなことではいけない……」そんなことをぐるぐる考えながら、3年生まではなんとか進級。

しかし、大学4年生から私は次第に学校に行けなくなってしまったのです。1年生の時から仲が良かった同級生も次第に留年するようになり、気づくと私はひとりぼっちに。そんな環境も影響したのでしょう。

自分に自信がなくなり、同級生とまともに顔を見て話せなくなってしまったのです。今でいう適応障害のような症状に悩まされました。

「大学を辞めて帰ろうか」。そう思ったのも一度や二度じゃありません。しかし、そんなどん底な気持ちでいたあの頃、助けてくれたのは周りの友達や先輩でした。自分の気持ちを少しずつ周りの人たちに話せるようになり、自分の気持ちをもう一度整理することができたのです。

そして私は「やっぱり自分はきちんと勉強して歯科医になろう」「留年した分、親孝行もしよう」という答えにたどり着き、自分のことも信じられるようになりました。

結果的に大学4年生を2回ほど留年し、どうにか5年生へと進学した私でしたが、途中「大学に残って研究する道に進もうか」と考えていたこともあります。しかし、のちほど出会う恩師の存在やさまざまな患者さんとの出会いで私は「やっぱり私は臨床の場で多くの患者さんと向き合いたい」とのぞむようになるのです。

はじめに

はじめに …… 002
▼私が歯科医師を志したわけ …… 002
▼憧れの大学でまさかの挫折。悩みの中、到達した歯科医への道 …… 005

1章
▼
東村山を開業の地に

▼研修時代に出会った、さまざまな患者さん …… 016
▼開業に影響を与えた、専攻性時代の3人の先生との出会い …… 019
▼開業のきっかけが、東村山との縁をくれた …… 021

▼不安ながらも迎えた運命の開業日。予想外の展開に……024
▼「ムンテラの川瀬」として患者さんの声に全力で耳を傾ける……027
▼地域に根付いて28年、見えてきたこと、変化してきたこと……031

2章

あらゆる「不」を取り除き、健康を提供する場所へ

▼「医者、歯医者、芸者はサービス業」……036
▼患者さまの「不」を取り除きたい、取り組んだビジョンミッション制定……041
▼「不安」にさせないために私たちが実践していること……047

▼「不信」をさせない私たち医院全体の取り組み……051
▼「不安にならないから、みんなで通える」「不快がないから、いつでも来たくなる」……055

3章 何でもそろう〝歯医者のデパート〟として歩む

▼ライフサイクルによって、歯の悩みはこんなに違う……064
マタニティ期　妊娠期／乳幼児期／小中高期　学童青年期／19歳〜64歳
成人期／65〜74歳　前期高齢者期／75歳以上　後期高齢者期
▼「断らない医療」が診療の幅を広げた……086

▼８０２０へ訪問診療で挑む …… 089
▼マイナスをプラスにする、ゼロをプラスにするために …… 095

4章

「毎日働きたくなってしまう」働き方のひみつ

▼スタッフは、もうひとつの「家族」 …… 102
▼働くスタッフすべてが、クリニックの「顔」。自走できる組織づくりにシフト …… 105
▼地域のためにやれることすべてを。オールラウンドプレイヤーを作る …… 109
▼離職率の高さから学んだ、対話の大切さ …… 115

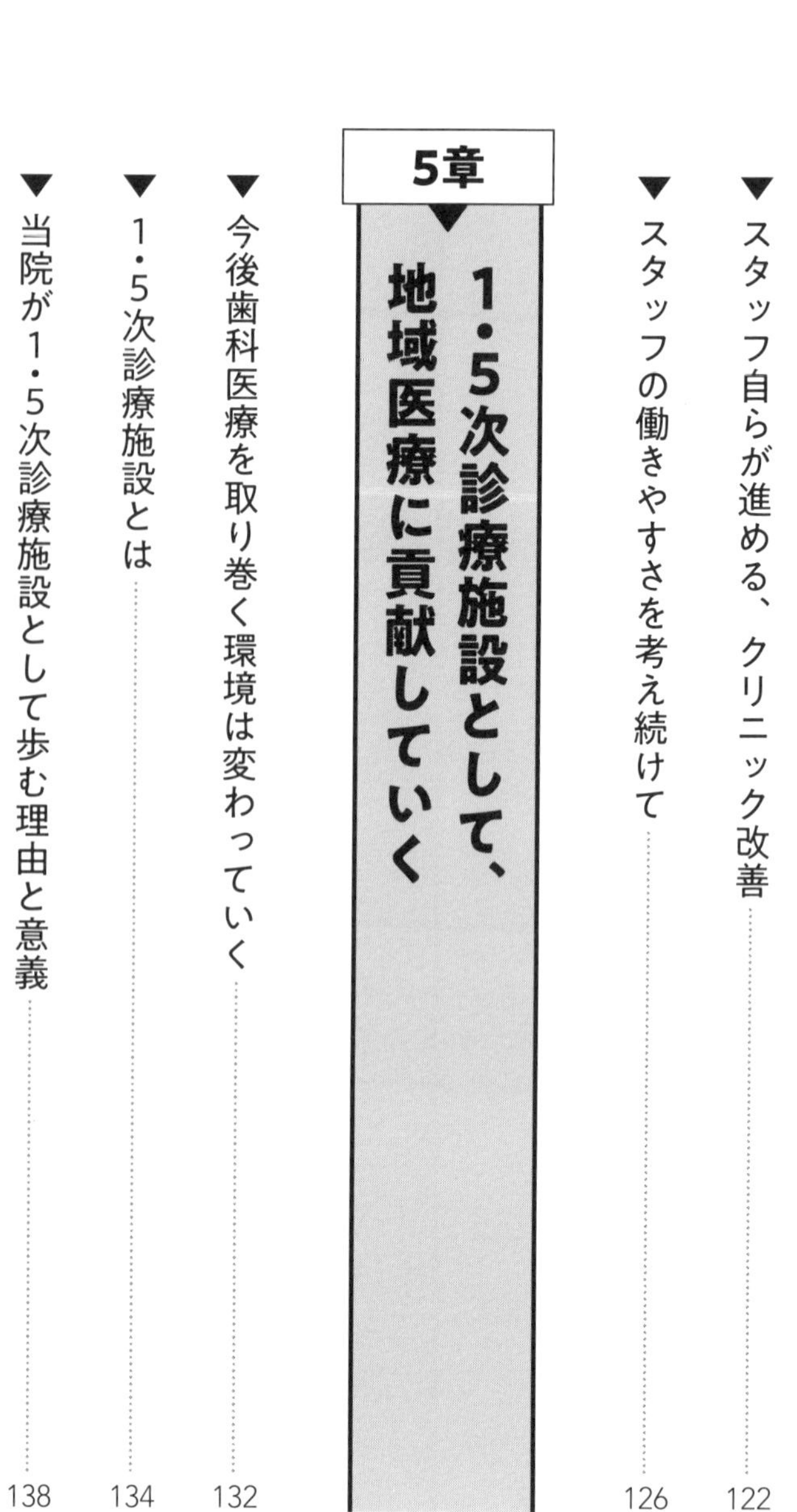

▼歯科衛生士を志した、スタッフのストーリー …… 118

▼スタッフ自らが進める、クリニック改善 …… 122

▼スタッフの働きやすさを考え続けて …… 126

5章 1・5次診療施設として、地域医療に貢献していく

▼今後歯科医療を取り巻く環境は変わっていく …… 132

▼1・5次診療施設とは …… 134

▼当院が1・5次診療施設として歩む理由と意義 …… 138

▼治療だけではなく、「健康」を考えてもらう場所へ …… 141
▼寄り添い続ける医院であるために、私たちができること …… 145
▼どん底時代を2度経験したからこそわかる、患者さんの気持ち …… 149
▼スタッフに教えてもらった、自分を変えることの大切さ …… 152
おわりに …… 156

1章

東村山を開業の地に

▼研修時代に出会った、さまざまな患者さん

国家試験に通った私は、迷ったあげく研修は東京医科歯科大学の第一口腔外科に進みました。

私の時代は、今の研修制度と異なり、国家資格さえあれば法律上は開業することもできました。開業医に勤務する友人もいましたが、私はもっとアカデミックな方向で勉強したい、広い視野で口腔を見られるようになりたいという気持ちが強かったのです。

当時私は3つの分野に興味を持っていました。

1つ目は、癌に代表される外科的な手術をする口腔外科。2つ目は歯並びを治す矯正歯科。3つ目は子どものお口を診る小児歯科です。さまざまな先輩や先生に話を聞いたり、実際に病院を見学させてもらったりして、最終的に口腔外科を選ぶことにしました。ちなみに当時は「専攻生」として入り、授業料を払って医科歯科大の第一口腔外科で働いていました。

今なら驚かれてしまいそうですが、当時は研修医の立場で給料をいただきながら働く、

というポストはありませんでした。

しかし、医者も人間、働いてお金を稼がなければ生きていけません（笑）。当時は、他院で歯科医として週に1回アルバイトをしながら食いつないでいたのです。

もちろん現在は制度が変わり、「研修期間も勤務した分、給料が支給される」研修医制度に代わっていきましたが、当時は私のような働き方が主流だったのです。

専攻生として2年、働きました。

親知らずの抜歯や、口腔癌をはじめ、顎変形症の治療にもかかわってきました。

顎変形症とは、いわゆるしゃくれた顎のことで、外科手術で適切な位置に直し、そのしゃくれ（反対咬合といいます）を治す治療です。顎関節症の分野では、臨床以外にも学会発表など研究分野にも携わらせていただきました。

しかし、口腔外科にいらっしゃるのはそういった「外科的な治療」を必要とする患者さんばかりではありませんでした。

というのも、当時は、「どこで診てもらったらいいかわからない」というさまよえる患者さんが行きつく、最終到着地のような場所が口腔外科だったからです。

精神的な病が口の中の症状として現れている患者さんもまた多く診させてもらいました。「口の中が変な感じがする」「噛み合わせが変だ」「顎になんとなく違和感がある」というお悩みの方や「舌がヒリヒリ、チクチクする」という舌痛症の方など、本当にさまざまな患者さんの悩みや心からの訴えを聞きました。

「心や精神的な病も口腔内の症状として現れる」ということを私は研修時代、初めて目の当たりにしたのです。心がけたのは、患者さんの訴えをさえぎらずまずはよく聞くこと。そうして、場合によっては抗うつ薬や抗不安薬といった精神科で使うような薬を処方していました。実際、それで症状が軽快する方も多かったのです。

患者さんの気持ちに寄り添うこと。

それは大学病院での研修時代で培われていったのかもしれません。

▼開業に影響を与えた、専攻生時代の3人の先生との出会い

体力的にも経済的にもきつかった専攻生時代ですが、恵まれていたこともあります。それがのちの恩師となる3人の先生に巡り会えたことです。

1人目は、横浜にあるみどり小児歯科院長の「和気先生」です。東京医科歯科大学の第一口腔外科に入局した当時、週2日だけ大学病院で診療していた先生でした。専門は顎関節症。1人の患者さんを口腔外科医と精神科医の2名体制で診るという「リエゾン外来」を開設し、患者さんの主訴に熱心に耳を傾けていらっしゃいました。

「僕も和気先生のようになりたい」と、大学病院を非常勤の勤務にして、みどり小児歯科に勤めることになったのです。和気先生は、クリニックにいらっしゃる患者さんたちに対しての接し方はもちろん、治療の手際もよく、私は必死になって学んだものです。

2人目が東京医科歯科大学の助教授だった「天笠先生」です。のちに教授となった天笠

先生ですが、家が近所ということもあって週の半分くらい飲みに連れて行ってもらい先生のカバン持ちをしていました。先生は癌の患者さんを受け持つチームのトップでとにかく忙しい方でした。

大学病院の助教授という肩書から「偉い先生なんだな」と思っていたのですが、患者さんの前ではとにかく腰が低く、丁寧な診察をする先生の姿がそこにはありました。

当たり前のことですが「患者さんに徹底的に尽くす」、それを行動で示してくださった先生でした。

3人目が「仲井先生」です。専攻生時代、アルバイトをさせてもらったクリニックの院長先生でした。

仲井先生は、とにかくオリジナリティに富んだ先生でした。もちろん、歯科のエビデンスやアカデミックなことに反する治療は行いませんが、それよりも「自分の目で見て考えて、最善の治療を作っていく」という臨床スタイルだったのです。

「教科書通りの治療が正しいのではない、患者さんに合わせて治療をしていく」ことを仲井先生からはとにかく学ばせていただきました。

3人とも非常に懐の深い先生で、ひとりの歯科医として尊敬できる先生でもありました。

この3人の先生が、私の開業医人生に大きな影響を与えてくれたのは間違いありません。

▼開業のきっかけが、東村山との縁をくれた

みどり小児歯科に勤務して3年目、私は31歳になっていました。30歳で結婚し、生活も落ち着いてきたこともあり、「開業」の二文字がいよいよ現実的なものとして迫ってきたのです。

大学を卒業して6年目の開業は決して早いほうではありませんでした。私よりも先に開業した同級生がもう何人もいたからです。

私も開業医として患者さんの治療することにはそれほど不安はありませんでした。というのも、私たちの世代は大学6年生の臨床実習で実際に大学病院に来た患者さんの治療をしていて、卒業する時には歯を削ることに不安はありませんでしたから。

もちろんそばに指導してくれる先生がいるからできるわけですが、卒業までにいくつか決められた症例を診ることが義務付けられていました。その大学生時代での臨床経験があり、口腔外科での2年間、みどり小児歯科での3年間、治療してきた経験もあったおかげ

で臨床にたつことの心配はありませんでした。

今となってはその考えも若さゆえの浅はかなものでしたが、開業をのぞんでいたのは私だけではありませんでした。中学生のときから私を応援してくれた両親にとっても、開業は待ち望んでいたことだったのです。

開業しようと決め、早速私は開業の場所探しから始めました。当時練馬に住んでいたため、最初は「自宅から自転車で通えるところ」を基準にあちこちの不動産会社をまわりました。

しかし、練馬を歩いてみるとにかく開業している歯医者の多いこと！

治療には自信があった私ですが、経営にはまるで自信がありませんでした。

「こんなに歯医者が多い中で果たしてやっていけるだろうか……」と急に不安になったのです。そこで今度は車で通えるところに範囲を広げてみたものの、良い空きテナントが見つからなかったのです。

「それなら、練馬を出て沿線を下ろう」。都心に行くのではなく、私は西武池袋線、西武新宿線、東武東上線の3線添いにひたすら車を走らせて空きテナントを探しました。

仕事が終わってから夜な夜な車を走らせる毎日。しかし、不思議と疲れは感じずむしろワクワクした気持ちでいっぱいだったことを覚えています。

しかし、その気持ちとは裏腹になかなか物件は決まりませんでした。開業をすすめてくる業者さんからの情報をもらうこともありましたが、送られてくる情報をもとに実際に見に行ってみると、テナントの目の前に歯医者があったりして、がっかりしたこともありました。「やっぱり自分で探さなきゃいけないのだな」と気合を入れ直し、あれこれあたっていったのです。


そんなある日のこと、父親から「良さそうなところがあったよ」と連絡をもらいました。西武新宿線の久米川駅の不動産会社から紹介してもらったというのです。早速現地に行ってみると、駅から徒歩15分ほどの住宅地の中にあるテナントでした。

人口もあるけれど、栗林や畑もある自然の豊かさが残る地域でした。なによりそのテナントの周りは歯医者がないポツンとした地域だったのです。東村山に縁もゆかりもなかった私でしたが、「ここで頑張ってみよう」と決意し、開業の地にすることとしました。

場所を決めるのに1年近くかけ、やっと探し当てた地。
私は32歳になっていました。

▼不安ながらも迎えた運命の開業日。予想外の展開に

開業が決まってから私は期待半分、不安半分の気持ちで毎日を過ごしていました。なにしろこれからは経営者として、医院を経営していかなくてはなりません。「絶対失敗できないぞ」という背水の陣のような覚悟を持っていたのです。

当時は予算も限られたものしかなかったため、平面図は自分で書きました。

鉄骨3階建の2階部分が借りたテナントでしたが、とにかく意識したのは「患者さんが不安にならない、リラックスできるような空間を作る」こと。診察室に入っても、緊張させないようできる限りゆったりとした空間を心がけました。

現在のように「メンテナンスで歯医者に来る」ということが少ない時代、「歯医者は治療のために来る」「痛い思いをする」という意識が今よりも強かったため、歯医者に対して怖い、不安なイメージを持っている患者さんが大半だったと思います。私はそれを払しょ

くできるような歯医者にしたかったのです。

内装が決まり、ユニットや設備設置も着々と進んでいた頃、開業を手伝ってくれた業者の方にふと聞かれました。

「先生、スタッフさんは何人くらいいらっしゃる予定ですか？」

「いや、僕と妻と姉の3人でスタートしようかと思っているんだけど……」と正直に言うと「先生、スタッフさんは絶対必要ですよ。今から手配しましょう」と言われたのです。

そこでオープニングスタッフとして急遽常勤とパートさんの歯科助手を2人雇ったのです。もう私は内心ドキドキです。

「本当に給料を払っていけるんだろうか」「患者さんは来てくれるんだろうか……」と毎日考えてばかりいました。

当時はネットもSNSもない時代、医療広告も規制があったため行ったのは新聞の折込みチラシを配っただけ。患者さんがどれくらい来るのか予想もつかなかったのです。

そんな不安を抱えたまま、1995年の6月1日、かわせ歯科医院はオープン。

ところがオープンしてみてびっくり、初日からなんと20人もの患者さんが来てくださったのです。これは後で知ったことですが、どうやら私の知らないところで家族や周りの先生が「今度川瀬が開業するらしいよ」と口コミで広めてくれていたそうなのです。

周りの方々の支えに感謝しながらも、日増しに増える患者さんに私たちは二度驚くことになりました。

なんと1か月目から200人もの新規患者さんが来てくれたのです。当時としては多分珍しかったのでしょう。周りの同業の先生からも「えっ」と驚かれることがありました。そんな状態ですから、保険診療の請求書をつくる「レセコン」の入力に一苦労。さらには経理の仕方も手探り状態で、必死に処理する日々が続きました。

数か月間、私と妻の帰宅は深夜12時過ぎ。それくらい忙しい日々を送っていたのです。ありがたいことに患者さんの波は途切れることがありませんでした。翌月も新規患者さんが200人を超える混雑ぶり。

私1人で開業しましたが、翌月には同級生にアルバイトに来てもらったり、ユニット数を増やしたりなど患者さんをお断りすることがないようとにかく手を尽くしました。

3か月間ほとんど不眠不休に近い形で走り続け、ようやくお盆休みを迎えたときのことです。

8月にお盆休みを3日間取り休養のためにと家族で箱根に旅行したものの、私は到着次第宿でひたすら眠り続けてしまったのです。起き上がることもできないくらいの疲労ぶりでした。

観光に出かけることもなく寝続ける私を家族はそっとしておいてくれました。開業の厳しさと、周りの人からの支えを感じた今でも忘れられない、開業1年目のエピソードです。

▼「ムンテラの川瀬」として患者さんの声に全力で耳を傾ける

開業から多くの患者さんに来ていただけたことで、最初の関門をクリアできたことに少し安心していました。

次第にスタッフとの信頼関係が築かれていく中、あるときパートの歯科助手さんからこんなことを言われたのです。

「先生に診てもらっている患者さんは幸せだと思います。患者さんが言いたいことを言えていて安心して帰っていかれてますよね」

経験者だった歯科助手さんからそういわれて、私はとてもうれしかったのと同時に「もしかしたら、患者さんが来てくれる理由もそこにあるのかもしれないな」と思うようになりました。

私は問診時、患者さんの主訴に対して、順を追って聞き取ることをとくに意識しています。歯が痛い、歯が欠けた、歯ぐきが腫れている、口をぶつけた……といった主訴に関わることをしっかり聞き、まず治療します。患者さんが一番困っていることだからです。

しかし、ここで終わりではありません。

その症状が「どのように起きたのか」そして「歯が治ったことでどんな生活を送ることがベストなのか」というストーリーを把握し患者さんに確認していくようにしています。

例えば、30代のサラリーマンの男性がむし歯で治療に来たとしましょう。

「痛くて仕事ができなくて困っている」「痛みで夜眠れなくて、睡眠不足気味」というお話を聞きました。確認するとたしかにむし歯になっています。

そこで私はまず「今日は、この痛みをとる治療をしましょう」といって治療をします。

むし歯の治療が落ち着き、次は「どういう経緯でむし歯になったと思うか」「今後どんな状態だと満足なのか」を患者さんとの話の中から聞き取っていきます。もちろん、それは歯だけのことではありません。もっと視野を広げて、その患者さんの目指したいライフスタイルや、価値観などを会話の中から聞き取っていきます。

そのことを私は「ストーリーを追っていく」と呼んでいます。例えば、生活のどんな時に歯の痛みがあるか。どんな食べ物が好きで、どんな生活をしているか。

逆に今どんなことに困っていて、何に不快感を持っているか。

一見すごく細かなことに聞こえますが、そうしたことを医療者側が把握しておかなければ、患者さんが満足するゴールが見えなくなってしまうのです。

例に挙げたサラリーマンなら、「むし歯を治療して穴を塞いだだけで満足なのか」「それとも、『口の中で感じている痛みをなくしてご飯を美味しく食べたい』と思っているのか」。その患者さんが本当に求めていることを把握することが、本当の治療だと考えています。このことは、当院で働いているスタッフにも常々伝えていることのひとつです。

そうはいっても、こういった患者さんから話を「聞き取る」技術は一朝一夕で身に付くものではないでしょう。思い返してみると、私は大学病院で診療をしている頃から「ムンテラの川瀬」と呼ばれるほど、聞くことに時間をかけていました。

「私の話を聞いてほしい」という患者さんに多く接していた恩師をはじめとする諸先生方が、患者さんが本当に求めている本音を聞き出すことに手間を惜しまなかったからかもしれません。

さらに自分自身を振り返ってみると、幼い頃姉たちと歳が離れていることもあって、家ではそれほどおしゃべりをせずテレビが友達の時期がありました。

そういった原体験から「もっと僕のことをわかってほしい」という思いがわかるからこそ患者さんの主訴に耳を傾けているのかもしれません。

患者さんとの話に夢中になるあまり、ほかの患者さんをお待たせしてしまうこともあるのですが、私は今日も目の前の患者さんの話を全身を耳にして聞いているのです。

▼地域に根付いて28年、見えてきたこと、変化してきたこと

１９９５年に開業してから、28年。約10年前、今の場所にクリニックを移転してからも地域密着で歯科医療をしてきました。

「誰も断らない、全方位の診療を行う」ことをモットーに治療の幅を拡大してまいりました。なぜ、当院が全方位の診療にこだわるのか。

それはひとえに、来られる患者さんの多様さにあります。乳幼児の患者さんから、高齢者の方、また妊婦さんなど全世代の方が開業以来ずっと当院を訪れてくださいます。

「どんな方がいらっしゃっても、満足のいく治療をしたい」。高齢者の方がいらっしゃったら、入れ歯治療のレベルを向上させ、あるいはむし歯で来られたお子さんに今後むし歯予防できる治療を行う、また歯を失って咬めなくなってる場合にはインプラント治療で咬む機能を取り戻したり、あるいは矯正治療によって歯並びの見た目の改善と共にかみやすくしたりなど、患者さんの訴えに応え続けてきた結果、全方位の診療ができるようになった、といっても過言ではありません。

たくさんの患者さんが来てくれたからこそ、当院の治療の幅が広がったのです。

一方、歯科業界に目を移してみると近年、歯科と全身の健康にかかわる多くのことが研究によって明らかになってきました。

例えば妊婦さんが歯周病の場合、低体重児出産を起こしやすくなるように「口腔内の状況が全身に影響する」ことも注目されています。さらには、「歯周病が糖尿病を悪化させる」こともわかってきました。そういう観点で言えば、歯科医として患者さんに提供できる治療や予防の幅が拡大したといっていいでしょう。

歯科医として「あの患者さんにも何かできる」「この患者さんにも何かできる」ということが科学的な裏付けをもって実際に効果が期待できるようになったのです。

これは、「歯の健康を保つことがひいては全身の健康に影響する、そこに関わりたい」と願ってきた私の思いでもあります。

さらにいえば、現在では持病を抱えて歯科治療を行う患者さんが多くいます。高血圧や糖尿病といった病気はもちろん、癌の治療後、歯科治療を行うケースもあるでしょう。そういったさまざまなパターンに歯科医療がどう貢献できるかも今後考えていかなくてはなりません。

さらに話が変わりますが、28年診療をする中で、高齢になり今までは通院できていた患者さんが通院困難になる場合も多く見てまいりました。

高齢者の誤嚥性肺炎や低栄養を防ぐ意味でも、よりメンテナンスの重要度は増します。そこで当院では訪問診療を15年前からスタートし、ご自宅でクリニックと同程度の治療を提供するようになりました。

地域とともに歩んできた当院。今後も「なんでもそろう歯医者のデパート」として、より高い満足度を提供できる医院でありたいと考えています。

2章

あらゆる「不」を取り除き、健康を提供する場所へ

1章では、私自身のこれまでの経歴をはじめ、開業のきっかけなどをお話ししてまいりました。開院以来、患者さんの診療をおこなう中で強くなっていったひとつのある思いがあります。それは、「歯科医院は、病気を治すだけではなく健康を提供する場所でありたい」ということです。

2章では、かわせ歯科医院として掲げている理念やビジョンを通してかわせ歯科医院の特徴をみなさんに感じていただければ幸いです。

▼「医者、歯医者、芸者はサービス業」

私たちは日々、多くの診療にあたり治療を行う「医療従事者」です。おそらくみなさんは、医者や歯医者のことを「一芸に秀でた職人」のような専門職だと思っていることでしょう。もちろん、それは間違いではありません。

しかし、私は、「歯医者はサービス業である」という考えを持っています。サービス業ですから、その名の通り私は「医療」というサービス提供者。そのために、「一人ひとりの患者さんたちに治療に満足していただく」「納得していただいたうえで治療を行い、苦痛を和らげる」といった治療を行うひとりにすぎないのです。

しかし、最初から「歯医者はサービス業」という理念を持っていたわけではありません。私が、そのような理念を持ったきっかけは研修時代にさかのぼります。最初にそのことを教えてくれたのは、東京医科歯科大学口腔外科の「塩田教授」でした。当時の私はまだ研修医。「歯医者はサービス業なのだからしっかり患者さんに尽くさなければならない」という言葉にも、いまひとつ合点がいかなかったのです。

というのも、一般的なサービス業のイメージといえば接客業。ホテルの受付や、宿泊業、あるいは飲食店の従業員が行う「おもてなし」をサービス業だとイメージしていたからです。

そんな私が「歯医者はサービス業なんだ」とはっきりわかったのは、1章でも紹介させていただいた東京医科歯科大学の助教授「天笠先生」のもとで勤務をしていたときのことでした。

天笠先生の患者さんに対する腰の低さ、丁寧な診察は、私の歯医者に対するイメージを一変させました。「医師は公人である」とばかりに、患者さんに対して本当に献身的に尽くしていらっしゃいました。その一所懸命さと熱意にまた、患者さんも「天笠先生、治療していただき本当にありがとうございました」と感謝の言葉を伝える。そんな場面を見るたびに「歯医者は患者さんに尽くすサービス業なのだ」という信条が私にも備わっていったのです。

そこから、私の歯医者としてのあり方は大きく変わりました。

忘れもしない、大学病院にいたころ、担当したある高齢女性の治療で、私は「患者さんに尽くす」という医療を実践することができたのです。

その方は茶道の先生で、姿勢がよくいつも「先生、こんにちは」と、見ていて気持ちがいいあいさつを返してくれるような方でした。

舌がヒリヒリ、チクチクする舌痛症という病気を患っていたその女性は、診療が始まると次々に不安を口にされるのです。

「先生、私ベロがチクチクして夜眠れないんです」

「このまま治らないのかと思うと心配で心配で……」

「先生、本当は私舌癌なのではないでしょうか?」

など。

なんとかして患者さんの苦痛を和らげたいという一心で、私は「話をよく聞くこと」を意識していました。通常であれば、患者さんからの訴えをある程度聞いたら、実際の治療に移ります。しかし、私は「この患者さんはまず私に不安をすべて打ち明けたいんだな」と感じ、ひたすら耳を傾けたのです。


人は言いたいことが言い終わると、スッキリして今度は相手の話を聞こうというモードに切り替わります。私はそのタイミングを見計らい、今度は私からこうお話ししました。

「ベロを触ってよく見てください。とくに問題はなさそうですよね」

「ここは元からこういう色で、こういう形ですから心配ないですよ」

と、患者さんの悩みを一つひとつその場で解決していったのです。


「先生、心配ないんですね」

自分自身を励ますように放ったその言葉に私は大きくうなずきました。

その後こちらの患者さんは安心して治療に臨み、数か月後にはすっかり病状もよくなったのです。

一時はあれほど悩んでいた患者さんに笑顔が戻り、私もつられて笑顔を返したのを覚えています。とことん患者さんに尽くしたことで、患者さんに安心感を与えて治療できたこと。あらためて「歯医者になってよかった」と心から思った瞬間でした。

「歯医者はサービス業である」という理念に揺るぎのない自信を持ち、以来ずっと、患者さんに納得いただけるような診療を行ってきました。患者さんのお話を聞くことが好きで、長くてもまったく苦にならないことから私が「ムンテラの川瀬」と呼ばれるようになったのは、前述した通りです。


これまで多くの患者さんを診てまいりましたが当然、すべての患者さんを満足させられたなんてことはありません。現実は、やり切れていない部分もたくさんあります。しかし、研修医時代に教えてもらった「医師はサービス業」という志を胸に今後も続けていきたいと思っています。

▼患者さんの「不」を取り除きたい。取り組んだビジョン、ミッション制定

開院以来おかげさまで患者さんの数は増えていき、それに伴いスタッフの数も増えていきました。

もともと「かわせ歯科に来てほんとによかったと感じて帰れるよう、ベストを尽くす」「不快な思いはさせずに、安全確実なレベルの高い治療を提供するように」「不安を取り除き、安心を与える。不信をつくらないように、納得の説明、応対をして、一生を通じた信頼関係をつくる」こういったことを意識して診療を続けていましたが、やはりスタッフが20人を超えたあたりからビジョンやミッションの制定が必要だと感じるようになりました。

これまでは、「とにかく患者さんファースト」で、スタッフのことを考えるのは二の次。私も古い人間ですから、「私の一所懸命さを見ていれば、スタッフも背中から学んでいるだろう」と思っていたのです。

しかし、現実はそう甘いものではありませんでした。人数が増え組織化した頃から、ス

タッフ同士のトラブルや、また離職するスタッフが増えるなど課題を抱えるようになったのです。

「これは、なんとかしないといけないな」

そうはいっても、どこから手をつけるべきなのか優先順位が決められなかったのです。そんな課題を抱えたまま、あるとき出会いが訪れます。


2019年当時、「もっと訪問歯科診療を充実させたい」と私は、船井総研が開催した訪問診療向けのセミナーに参加したのです。

そのセミナーの後、個別相談会で出会ったコンサルの方に「この人にいろいろ相談したら良さそうだな」と私は感じ、医院のコンサルティングをお願いすることになったのです。


当初の目的だった「訪問診療を伸ばす」ことから始まったコンサルティングでしたが、自費診療や矯正歯科をどう伸長させていくか、今も継続中ですがひとつの流れができてきました。そしていよいよ、私がずっと懸念していた「組織作り」のフェーズに突入。

その際、船井総研から、従業員満足度調査をしましょうと言われ、お願いして、調査をしてもらいました。

結果はというと、惨憺たるもので、ものすごくショックでした。従業員たちはこんなに不満を抱えていたのかということが、やっとわかりました。その後、コンサルの方と相談して、院内の改善をできるところから始めていきました。だんだんと雰囲気は変わり、その後、人の入れ替わりもあり、改革中ですが、組織図をつくったあたりから、指示系統がわかりやすくなり、私のストレスも減り、いまは院内のルール化をすすめている最中です。

また、コンサルの方に経営者合宿に参加しましょうと誘われました。経営者合宿に参加して、組織づくりの基礎を固めましょうといわれ、素直に参加しました。

合宿のテーマは「経営計画書を作成すること」です。その際にあわせて医院理念とビジョンをあらためて作ることにしたのです。

「医院理念をどうしようかな……」私が考えあぐねていると、経営者合宿に来ていた他の医院さんから「日本一笑顔のあふれる〜」「日本一の〜」という理念を教えていただいたのです。

たしかに他の医院さんなら良いのでしょう。しかし、かわせ歯科医院として日本一というのを理念に据えるのは何か違う。

さらに熟考を重ねていくとふと、事務員さんがしていた話を思い出したのです。

「川瀬先生、ファンケルの創業理念は〝正義感を持って世の中の「不」を解消しよう〟というものなんですよ……」。組織作りについて雑談をしていたときのことだったと記憶しています。

その事務員さんは、前職でファンケルの営業所の店長をつとめた人でしたが、新人や中途入社でスタッフが入ってくると必ずその創業理念を軸に話をする、というのです。営業所や店舗に勤める社員にその「理念」が浸透している。さらには、社員の行動の規範になっている事実に驚いたことを私はハッと思い出したのです。

メンバーの話し声が飛び交う合宿で、私は「自分が今まで取り組んできたことは何か」じっと見つめ直したのです。

すると、出てきた答えが「不健康をなくす」というワードでした。それは私が今まで取り組んできた患者さんに対しての姿勢や行ってきた診療スタイルにぴったりの言葉だったのです。

不安をなくして安心を与える、不快な思いをさせずに快適に、不信を作らず納得を、といった一連の思いは、すべて「患者さんの不健康をなくすため」だと、まるであるべき場所にパズルがピタッとハマったような感覚を覚えました。

「不健康をなくす」のも「健康を作る」のも意味は同じことです。しかし、なぜ私があえて「不健康をなくす」に決定したのか。

それは、患者さんを含めみんな、健康には意識を向けてさまざまな習慣をやっているけれども、意外と「不健康な習慣」や「不健康な生活」には意識が向いていないものだと感じているからです。

自分が普段生活していることで、実は不健康なこともかなり存在しているという認識を持ってもらうこと。そのうえで「健康になる」というスローガンではなく、「不健康をなくす」というアクションを起こすイメージによって健康を作れると感じていただきたかったのです。

そして歯科医療としてあらゆる「不」をなくしていくことが結局不健康をなくすことに

もつながると考えたのです。

不健康をなくす

『不安』『不信』『不快』『不自由』を取り除き、世の中から心身ともに不健康をなくしたい。それが開院当初から抱く変わらぬ想いです。

口腔機能の向上を通じて、あらゆる『不』を取り除き、患者様を健康へ導きます。

こうして2020年に理念が決定。3年が経過した今、この理念を浸透させようと奮闘努力しているところです。

一方で「地域の住民たちの不健康をなくす」ことは、やってもやってもやり切れない、いわば半永久的なテーマでもあります。だからこそ、どこまでも追求していけるのです。

ひとりでも多くの方の不健康をなくし、豊かな人生を送っていただくこと。それを実現するのがかわせ歯科医院の願いでもあり、私たちの使命なのです。

▼「不安」にさせないために私たちが実践していること

「不健康をなくす」という理念を実現するためには、なにより「不安」と「不信」と「不快」にさせないこと。ではここで、患者さんを「不安」にさせないためにどんなことをしているのかご紹介したいと思います。

さて、みなさんは患者さんがどんなときに「不安」になると思いますか？

例えば、治療期間の問題があるでしょう。2か月後に結婚式などの大きなイベントが控えている場合「それまでに終わるのかどうか」心配になるでしょう。

あるいは、治療方針が「本当にこれでよいのか」心配になることもあると思います。例えば詰め物や被せ物の種類はどれがいいのか。ブリッジがいいのか、インプラントがいいのか。

また、「治療は痛いのか」「その痛みは続くのか」というのも患者さんにとって大きな問題でしょう。

このように、不安はいくつも生まれてくるものです。そこでかわせ歯科医院では、大きく分けて2つのことを重要視しています。

ひとつは「さまざまな診査のあと、状況説明をすべて行ったうえで、患者さんにとってベストな治療方法を選んでもらう」ことです。

撮影したレントゲン写真やデジカメの写真を説明しながら、必要であればプライバシーに配慮したうえで、ほかの治療例などもご紹介しながら、最も適切な治療法を一緒に探していきます。

といっても、探していく際に必要なのは、歯医者だけではありません。ときに治療法の選択肢についての説明を「TC（トリートメントコーディネーター）」に任せる場合もあります。TCの存在を知っている方も多いと思いますが、TCとは歯科医と患者さんの間に立ち、患者さんが納得のいく治療を受けられるよう進めていく専門スタッフのことを指します。

例えば、むし歯の治療を予定している患者さんがいらっしゃるとしましょう。そのときTCは「治療について何を大事にするのか」患者さんに価値判断の基準をうかがいます。そのあと、患者さんの希望に沿った優先順位を考えます。

例えば、「予算が限られているので保険でやりたい」「もっと長持ちさせたい」「快適にしたい」「見た目を良くしたい」などさまざまなパターンがあります。

この段階で患者さんの希望に沿って話をいたしますが、それでも患者さんは決められません。場合によってはここで私が相談に入って、歯科医師としての治療の見解を述べます。議論を尽くして説明したうえで、患者さんが私の判断を良しとした場合、「ではこの方向で進めていきましょう」という合意が取れたことになります。

遠回りのようにも見えますが、ここまで尽くすことで患者さんは治療に「安心して」のぞめるのです。

不安をもたせないためにもうひとつ心がけていること、それが「患者さんのペースに合わせる」ということです。

患者さんの中には「インプラントには興味あるけど予算や年齢も含めてやっぱり保険治療がいい」「そういうことを先生に言うのが恥ずかしい……」「こんなこと言ったら先生は気を悪くするかも……」など歯医者に対し遠慮してしまうことも。

治療方法の選択肢が多くある場合、私は結論を急ぎません。

患者さんが納得し「この方法に決めました」と決心するまで、なるべく待つようにしています。

もし患者さんがまだ迷っていたら、その日は無理に治療方法を決定せず「じゃあ今日は他のところを治療しましょう」と提案します。

私が重視しているのは、そこで患者さんの決断を待つ、意思の尊重をするということです。患者さんが迷っているからといって、意思をちゃんと聞かずに急いで治療すると、後でトラブルの元になります。

「ちゃんと話を聞いていなかった」と患者さんに後で言われることも。その場合、「じゃあ最初からやり直ししましょう」と、スタート地点に戻ることになります。

急いで治療してもいいことはありません。むしろ失敗する確率が高くなります。

そのため私は、決して焦らず患者さんの決断に委ねるように気をつけています。予算について考えたり、家族と相談したりなど、患者さんは迷うことが多いものです。

また高齢の方は耳が遠かったり、もう1回同じことをご家族にも説明する場合もあります。

そうしたすべての患者さんのペースに合わせるためには、こちらもマンパワーが必要です。幸い当院は私だけではなく、ドクター・歯科衛生士・TCが複数おります。どのスタッフも忙しい状態だと患者さんも「忙しそうだから相談しづらいかも……」と感じてしまうかもしれません。

しかし当院は、誰に話しかけても安心して相談できる体制が整っています。例えば受付で気軽に相談できたら、患者さんも主訴を伝えやすいでしょう。そんな環境なら、納得のいく治療ができ満足して帰っていただけるのではないかと思っています。

▼「不信」にさせない私たち医院全体の取り組み

もうひとつ大切なのが前述したように「不信」にさせないことです。

不信というとみなさんはどんなイメージを持たれますか？

「人間不信」「不信感」といったマイナスイメージがほとんどだと思います。実は患者さんが医院やスタッフに不信感を抱く原因は、多くの場合「コミュニケーションの行き違い」から生まれます。

例えば、患者さんは「こういう治療がしたい」とのぞんで同意がとれていたのに、医師から「こちらのほうがいいのでこうしました」と事後報告でなおかつ患者さんがのぞまない治療をしたケースが挙げられます。

これは極端な例ですが、こうしたコミュニケーションの行き違いが不信感を生み、そのタネがどんどん大きくなってしまうのです。

「私がこう言ったのはちょっと違う意味だったんだけどな」
「なんかちょっとこの方法嫌だな」
患者さんはこういったささいな行き違いがあっても、まずそのことを口にはしません。ご自身の中でグッと我慢されてしまうのです。だからこそ、不信感が広がりやすいとも私は考えています。

もちろん、中にははっきりと自分がされて嫌だったこと、また不信に思っていることを話せる方もいるでしょう。しかし、そうした方はごくまれです。ほとんどの場合口に出さないで、治療が続行するか、あるいは医院に来なくなってしまう人もいます。

これは何も患者さんがいけない、といっているのではありません。

「そうした不満を言い出せない雰囲気がある」病院の体制にやはり問題があるのです。


では「不信」にさせないためにはまずどんなことが必要なのでしょうか。

私は2つの大事なポイントがあると思っています。


1つは、やはり「患者さんの訴えを正確に聞き取る」ことです。そのためには、1章で少し触れた「ストーリー」で聞き取ることがとても有効です。

「痛い」とか「しみる」とか「詰め物が取れた」ということは結果にすぎません。

つまり、その前段階で何かきっかけがあって、お口の中が変化したということなのです。

だからこそ、どうしてそうなってしまったのか、という流れを把握し、その結果が今患者さんにとってどんな影響を与えているのかをきちんと理解することが大事なのです。

どんな風に苦しいのか、どんな風につらいのか、どんな風に思っていらっしゃるのか。

具体的にいえばその痛みがあって何がつらかったのか。

例えば、「モノが何も食べられない」とか、「夜痛くて眠れない」といった場合。さらには「仕事に集中できない」など、つらいという中にも、患者さんがより困っている事柄が含まれています。

まずはそのことを患者さんご自身にも把握していただく。それには患者さんがご自身の言葉で話すことがとても大事なのです。

私どもはそれをときに相槌を打ちながら聞きます。すると「あ、この先生はきちんと話を聞いてくれている」という認識をもってもらいやすくなります。

そこまでいけば対応の仕方や言葉かけの内容も変わってきます。

「痛みはこの処置で取れますよ」

「この処置をしたので、翌日からやわらかいものなら食べられるようになります、ただし、食べられなかったらこんな方法を試してみてください」……というように、患者さんが「欲しい」と思った情報を先回りして、的確に伝えることができます。

そしてもう1つ大事なことは、「思い込みをしない」ということにあります。患者さんは一人ひとり違うもののやはり、経験年数が増えてキャリアがそれなりに積みあがってくると「こういう場合はこう」というパターンで考えやすくなってしまいます。

この思い込みは非常に危険です。患者さんの主訴をこちらで取り違えてしまったり、また技術面でも「これくらいで悪い部分は取り切れただろう」といった誤りにもつながります。かわせ歯科医院ではこうした個人の思い込みを起こさないよう細心の注意を払っています。一度生じた不信はなかなか消えるものではありません。

「不信にさせない」よう定期的に自身の立ち居振る舞いや医院の治療プロセスを見直し、常に最善の状態で治療がおこなえるよう配慮することも大切なことだと考えています。

▼「不安にならないから、みんなで通える」「不快がないから、いつでも来たくなる」

2章では、当院の理念を制定したいきさつや、理念を守るためにどんな行動を心がけているかをご紹介してきました。

そうした取り組みはまだ完全とはいえませんが、患者さんからお喜びの声を聞くことも増えてきました。ここでは心に残っている2人の患者さんの事例をご紹介させてください。

当時、60代だった女性Yさんは、とても怖がりな性格。「歯医者さんは苦手なのよ」ときまりが悪そうにおっしゃり、これまでに歯医者に通ったことはないといいます。

お口の中を見せていただくとむし歯があちこちにある状況でした。まずはむし歯の治療をスタートすることにしたのです。

歯医者が本当に苦手だったのでしょう。通い出したころは、機械の音やちょっとした動作にもおっかなびっくりされていました。怖いとすぐ口を閉じそうになってしまうのです。その際は一度手を止めて、「これからこの処置をして、こうなりますからね」と繰り返し伝えるようにしていました。とにかく治療について不安がないよう丁寧な説明、そしてお話を心がけたのです。


ときに雑談を交えながら、Yさんのこれまでの経験や、ご家族のお話を聞いていった結果、いつしか通うのを楽しみにしてくれるようになりました。

そして「先生、今日はクリーニングもお願いしたいんです」と自ら言ってくださるまでになったのです。特別Yさんに優しくした、とか、声がけを多くしたというわけではありません。

ただ、「歯医者さんが苦手だ」という事実を受け入れ、それなら何ができるだろう?と考え、寄り添い続けたのです。


お付き合いは10年以上続きました。

ある日のことです。Yさんが脳梗塞を起こしてしまい、要介護の状態になってしまったことをご家族から聞きました。「以前のように通院はできない」ということで、通院はストップに。しかし、私の心の中にはいつも「あの患者さん……どうしているかな」という思いがありました。


そんなときです。

容体も落ち着き、ご自宅に戻られていたYさんからケアマネージャーさんを通じて、訪問診療の依頼があったのです。

「ああ、よかった。回復されたんだ」。私はほっとした気持ちでそのご依頼を受けたのです。

最初は訪問部に任せていたものの、治療内容を鑑みて再度その方を担当することになったのです。

久しぶりの対面を私は少し緊張しながらも楽しみにしていました。
「こんにちは」といってお部屋に入っていくと、いらしていた頃よりも少し小さくなったようなYさんがそこにいらっしゃったのです。
「先生、お願いします」と言ってくださり、現在でも訪問診療は続いています。以前よりかは飲み込みや咀嚼の力が弱くなっているものの、それでもおうちでできる限り食事や会話を楽しんでいただきたい。

お口の形態の回復のために、むし歯、入れ歯の治療をし、食べる機能を落とさないように口腔リハビリテーションを行い、片麻痺で独居のため買い物もままならない生活ですから、好物を聞いたらお寿司を食べたいということだったので、マグロのすしを買ってきて、食べる機能のチェックをしたりもしました。

長くひとりの患者さんとお付き合いしていると、途中で来院できなくなる方もいらっしゃいます。そのため、患者さんがのぞむ限りお口の健康を守りたい。そう思っているのです。

もう一人、忘れられない患者さんがいます。

当院に来たときは40代半ばでした。女性のMさんは、どこか憂鬱そうな印象を受けました。お口を見せてもらうとむし歯がかなり進行しており、抜歯をやむを得ない状況でした。

「Mさん、歯を残すのは難しそうなんです。だけど、その後きちんと食事や会話ができるようにさまざまな治療法があるんです……」

Mさんははっきりとはいいませんでしたが、おそらく、歯科医院を回ってさまざまな治療をすすめられてきたのでしょう。しかし、それでもMさんは納得できる医院が見つからず、うちに来られたのです。

「治療をすすめるよりも、Mさんに納得して満足いただくことが大切だ」「あの憂鬱そうに見えるのは、もしかしたら不安の裏返しなのかもしれない」

そこで私は抜歯後の治療について丁寧に説明することと、Mさんの本音を聞くことに集中し、選択を待つことにしたのです。

抜歯が必要な歯以外の治療をすすめる中で、Mさんとの雑談の回数も増えていきました。焦らず、待つ。Mさんがせっかく開いてくれた心の扉をこちらから無理にこじ開けることはない、と思っていました。


それから2か月程が経ち、治療の目途もついてきました。

いつものように治療を終えると、Mさんが私に向かってひと言、こういったのです。

「先生、私インプラントにしたいです」

「こちらでお任せしてみようかな、と思って。もっと早く通っていればよかったです」

Mさんのその言葉を聞いて私は、「ありがとうございます」と口にしていました。


Mさんの話しぶりから、歯科治療において、さまざまな経験をされてきたのだろうなということが見受けられました。実はこうした事例はMさんだけではありません。

「もっと早く来ていればよかったと後悔しています」

「先生のところを最初に知っていれば……」

このような言葉を今でも、さまざまな患者さんからかけられます。その際私はこうお伝えするようにしています。

「これからでも十分大丈夫です。一緒にお口を健康にして、お食事を楽しんでくださいね」

その言葉に嘘偽りはありません。患者さん方が迎えるさいごの時まで、満足に過ごせるよう歯科医としてサポートしていきたいと思っています。

3章

何でもそろう〝歯医者のデパート〟として歩む

患者さんのあらゆる〝不〟をなくしていくことで、不健康をなくす。

これは、当院が掲げる医院理念でもあります。

しかし、「ただ悪いところを治療」するだけでは、その理念を実現することはできないと私は考えています。

では、どうすればこの理念を達成することができるのか。

患者さんお一人おひとりと向き合い「患者さんに納得していただける治療を続けること」にその答えがあると考えています。

年齢も口腔環境も異なる患者さんに対して、当院がどんな診療を進めているのか。

本章で具体的に解説していきます。

▼ライフサイクルによって、歯の悩みはこんなに違う

これまで述べてきたように、当院には小さなお子さんから高齢の方まで、幅広い世代の患者さんがいらっしゃいます。当然0歳の赤ちゃんと90歳の方では、お口の中の悩みや気を付けるべきことはまったく異なるもの。そこで当院ではライフサイクルごとにミッショ

ンを分け、ライフサイクルに合った治療を心がけています。

当院では、マタニティ期（妊娠期）、乳幼児期、小中高期（学童青年期）、19〜64歳（成人期）、65〜74歳（前期高齢者期）、75歳以上（後期高齢者期）の6段階に分け、それぞれのライフサイクルに応じた予防、治療を進めています。

では、それぞれの時期で重要視すべきものはなんなのか、みなさんと一緒に見ていきたいと思います。

マタニティ期　妊娠期

妊娠すると、つわりの影響により歯磨きが難しくなる方が多くいらっしゃいます。さらに、女性ホルモンが増加することでお口の中の環境が乱れやすくなることも手伝って、むし歯や歯周病のリスクが高まります。

そのためマタニティ期は、正しい歯磨きのレクチャーとむし歯や歯周病の治療・予防が、大きな軸となります。

妊娠初期は、歯磨き指導や歯石除去といった、できるだけ体に負担のない処置にとどめ、積極的な治療は行わないのが基本です。

中期以降は抜歯を含め、ひと通りの治療は可能になりますが、当院では、親知らずの抜歯など先送りしても問題のない治療は、出産後の対応としています。

しかし、どうしても処置が必要な場合には、治療を行っています。というのも、マタニティ期にむし歯や歯周病が進行すると、歯周病菌や炎症を起こしたときにできる物質が歯茎の血管から全身に巡って子宮に作用し収縮させるため、早産や低体重児出産のリスクが高まります。歯周病は、アルコールやたばこや年齢といったほかのリスクファクターに比べて、最もリスクが高いことが研究で明らかになっているからです。

早産や低体重児出産は、出産後のお子さんの成長にも影響を及ぼします。そういう意味でマタニティ期のお口の中を良い状態に保っておくことは必須だといえるでしょう。

しかし、その一方で「中期以降に治療を受けてよいものか不安」という方が少なくありません。多くの妊婦さんはお腹にいる我が子を気にして、歯に痛みや炎症があってもなかなか歯科に行こうとしないのです。

勤務医時代の話ですが「歯が痛い」と来院された臨月の妊婦さんから、1通の手紙を渡されたことがありました。それは産婦人科の主治医が書いた手紙で、開封して読んでみると「歯科治療しても構いません」と書いてあったのです。

おそらくご本人は主治医の産婦人科医に「治療してかまいませんよ」と言われたものの、「お腹に赤ちゃんがいるのに、歯科治療をして本当に大丈夫?」とご不安だったのでしょう。手紙には、妊婦さんが不安がっているとの一文が添えられていました。

こうした不安は尽きることはありません。

例えば、代表的なものとしては「麻酔をしていいか?」「レントゲンを撮っていいか?」「薬を服用していいか?」「ユニットに寝る体勢が胎児の負担にならないか?」などが挙げられるでしょう。

しかし、心配になることはありません。

まず麻酔とレントゲンですが、基本的には、必要最小限の量、枚数にとどめ、レントゲンに関しては必ず鉛のカバーでお腹を保護しています。

また、治療中体勢がつらい場合は、相談いただければ臨機応変に対応もできます。飲み薬は妊娠期に使える抗生物質、消炎剤があります。

そのため、妊娠中の患者さんには「あまり不安になりすぎないでくださいね。痛みなどがあればすぐ来てください」とお伝えするようにしています。

痛みを我慢することで、かえって体調にひびく場合もあります。ぜひ、妊婦さんであっても痛み、出血等があればかかりつけの歯科医に積極的に相談してほしいと思います。

ちなみに、つわりによる食生活の変化もマタニティ期の口内環境を悪化させる要因となっています。当院では、むし歯や歯周病の治療・予防の延長線上にあるものとして、妊婦さんに向けた栄養指導も取り入れていきたいと考えています。山梨大学の最近の研究によると、妊娠初期の妊婦の栄養状態が悪いと、生まれてきたお子さんの3歳時のコミュニケーション能力、微細運動能力、問題解決能力において発達に遅れが見られる傾向にありました。またたんぱく質のエネルギー比率が極端に低い母親は、全体的な栄養バランスに偏りがあり、朝食欠食が多く見られたそうです。これは約77000組の親子を対象とした調査による研究です。こうした研究の結果を見ると、妊婦に対しては、むし歯、歯周病の治療、予防だけでなく、栄養にも関わっていかなければならないと思います。

乳幼児期

おっぱいやミルクを飲んでいた赤ちゃんに歯が生え始めて、離乳食、幼児食を経て、大人と同じ食べ物を口にするようになっていく。そんな乳幼児期は、液体を飲みこんだり、固形物をつぶしたりといった口腔機能を獲得していく重要な時期です。

私はこれまで多くの小児矯正の患者さんを診てまいりましたが、歯並びに問題があるお子さんの多くは、乳児嚥下(にゅうじえんげ)の残存が見受けられます。

乳児嚥下とは、赤ちゃんがおっぱいやミルクを飲むときの嚥下の仕方で、舌を前後に動かして飲み込みます。

一般的に乳児嚥下は、離乳食が始まって初期には舌が前後運動していますが、中期、後期に行くにしたがって、上下運動、左右運動を覚えていき、大人と同じ嚥下方法ができるようになります。しかし、中には何らかの要因で乳児嚥下が残ってしまう子がいるのです。するると、飲み込むたびに舌が突き出てしまい、舌で押される前歯が出てしまう、といったように歯並びに影響が出てくるのです。

私はこの要因のひとつとして、乳幼児期にあまり固形物を食べてこなかったために口腔機能を獲得できないまま成長したからではないかと考えています。

離乳食は、ドロドロのお粥から始まり、粒々のお米や煮込んだ野菜など歯応えのあるものへと段階的に移行していくのが一般的です。それに応じて赤ちゃんは、舌を前後だけに動かしていた乳児嚥下から、舌と上顎で食べ物の粒々をつぶす舌の上下運動を覚えます。離乳食後期になるとさらに硬さのある食べ物を与えることで、舌を左右に動かしながら歯茎で押しつぶすことも覚えます。

この「食べ物を横に動かす」という舌の動きを覚えることが、乳児嚥下から大人の嚥下に切り替わる際に、大切な動きとなります。

しかし現代の社会では「離乳食を段階的に与えていく」のは、そう簡単なことではありません。ましてや共働き家庭が多く、親御さんも忙しいために瓶詰めのベビーフードなどで済ませてしまう方も多いでしょう。ベビーフードは便利なため、離乳食後期になってもどうしても軟らかいもの、舌の前後運動だけで飲み込めてしまうものを食べさせてしまう。

そんな親御さんが多いのではないかと想像します。そうすると、離乳食の時期に咀嚼の運動を覚えずに、丸飲みをしているこどもが多いのではないのか、そんな危惧を持っています。

口腔機能の未発達は、お子さんの窒息事故や口呼吸にもつながりやすいという意見もあります。舌の力が弱いため、ビー玉やボタン電池などを万一誤飲したときに丸のみしやすくなるのです。窒息事故はお正月にお年寄りがお餅を詰まらせるのが一般的なイメージですが、実は6歳以下の子どもでも多く、ビー玉、ボタン電池などの飲み込むものの要因もありますが、口腔機能の未発達も原因のひとつに挙げられています。

また、舌がいつも口の中の低い位置にあるために口呼吸が誘発されやすいとも言われています。口呼吸は、外気中の細菌やウイルスが喉の粘膜に直接あたりますから、風邪などの感染症にかかるリスクが高まります。さらには、鼻呼吸よりも酸素を取り込みにくくなるため、全身の細胞にとって酸素という栄養の不足が起こり、学習能力や運動能力に影響が出てきたりすることもあるというのが最近の研究でわかってきています。

そんな話を子どもの患者さんと一緒に来てるお母さんに話すと、「それじゃあ、生涯獲得賃金も変わりますね」とおっしゃっるおかあさんもいました。生涯獲得賃金などお子さんの将来にも関わってきます。少し大げさかもしれませんが、口腔機能の発達はそれほど大事なことなので、子どもの時期に口呼吸は改善しておきたいものです。

余談ですが、ある外国の部族では赤ちゃんが口を開けたまま寝ていると、お母さんが口を閉じさせて鼻呼吸を促す習慣があるのだそうです。それが良いこと、当たり前のこととして伝統的に受け継がれている。私は、これぞ生活の知恵なのだろうと感心しました。

乳幼児期は、口腔機能だけでなく、ハイハイをしたり、歩いたり、つかんだり、遊んだりと全身のさまざまな機能が発達していきます。その機能のひとつとして、離乳食でしっかりと噛む力、口腔機能を育むこと。それが、乳幼児期の大きなミッションだと思っています。ご家庭では少し大変なこともありますが、この時期にきちんと口腔機能を獲得しておけば、それから先のお子さんの咀嚼、嚥下、発音、呼吸など、さまざまなことが良い方向へ進んでいくでしょう。離乳食の時期に口腔機能を獲得していくのは、日常の食生活を通してのことですから、管理栄養士とともに離乳食教室などを行い、授乳期の親子と関わっていかなくてはいけないと思います。

こういった発育を促すためにも、例えばベビーフードを3回与えるところ、そのうち1回は手づくりでかつ手づかみ食べできるくらいの大きさ、軟らかさの食事を与えるなど、無理のない範囲で実践していただきたいところです。

当院では、そのような乳幼児期に大切にしていただきたいことを、「カムカム通信」というチラシにまとめ、健診に伺っている保育園へお渡ししています。

今後は、お口のケアはもちろんのこと、管理栄養士、歯科衛生士、歯科医師と連携して、口腔機能の改善を踏まえた離乳食教室や栄養指導も取り入れ、お母さん、お父さん、お子さんのサポートをしていきたいと考えています。

小中高期　学童青年期

体が急速に大きくなり、子どもから大人に移り変わっていく小中高時代。

よく噛んで正しい歯磨きを行うことに加えて、規則正しい生活、暴飲暴食をしない、糖分ばかり取らないといった、一生を健康に過ごすための生活習慣を身につけていく時期であり、そのために何をすればよいかを教育から学ぶ時期でもあると思っています。

歯医者の視点で言えば、この年代のお子さんの半分は歯並びに問題がある印象です。

歯並びがガタガタしていても生死には関わりませんので、生活は問題なく送れますし、気にする方も少ないでしょう。しかし、小学校入学くらいからは、見た目の問題として顕在化してきます。

歯並びが悪いと、歯をすみずみまで磨くことが難しくなりますから、当然、むし歯や歯周病で歯を失うリスクも高まります。また、口呼吸の問題は乳幼児期から引き続いてありますし、そのほか口臭、顎関節症などさまざまな問題が出てくるのが、この時期の特徴です。

当院の管理栄養士の話では、小児矯正の治療をするお子さんたちの栄養調査をすると、歯応えのあるものを噛めない子が多いと驚いていました。またそうした子たちの中には、ビタミン、ミネラルの摂取不足が見られる子たちも多かったようです。歯並びの良くない子たち、あるいは歯並びが悪くなるような何かしらの習慣のある子たちは、食べる機能だけでなく、栄養的にも問題が見られます。食の多様性がお口の機能を育てることに役立っていることからも、管理栄養士の役割も大事だと思います。

生涯にわたる健康習慣を身に付けたい時期に、アプローチする意義は大変大きいと思います。

アレルギーなどであれば、「大人になれば自然に治る」「免疫力がついてくればそのうちよくなる」というケースがあるかもしれません。ですが、お子さんのお口の問題は、「もうちょっと大人になってからでもいい」ということは、基本的にないのです。

放置すればどんどん進行し、やがて一生使う大切な歯を早い時点で失うことになりかねません。また歯周病に関しては、将来的に心筋梗塞や脳梗塞、動脈硬化といった命に関わる病気につながる恐れもあります。

お口に関しては「大人になればよくなるだろう」という理論は残念ながら通用しないのです。「歯は一生ものだからこそ、正しい歯磨き、治療・予防の意識をもっと高く持たなくてはいけない」。そうした危機感を、この年代のお子さんを持つ親御さんたちにはぜひ持っておいていただきたいと常々思っています。

また、この時期のお子さんには、「毎日お風呂に入るように、口の中も毎日汚れたままにせずきれいにすること」を自分自身でできるよう、しっかり教えてあげたいですね。

私たちも歯科としてできることを、さらに模索していきたいと思っています。

19～64歳　成人期

身体が成熟し、仕事、結婚、家事、育児とライフイベントが充実しながらも、忙しい日々が続くこの時期。お口の中まではどうしても細やかな意識が向かず、歯のケアがおざなりになりがちな時期でもあります。

「朝晩、歯磨きしているから大丈夫でしょう」と過信したり、少し痛みや炎症があっても「鎮痛剤を飲めばいいや」と誤魔化したり。歯医者に来たときには、かなりひどい状態になっている方も少なくありません。

さすがに歯磨きの習慣がない方は少ないと思いますが、この時期、たいていの方には「磨き癖」がついています。長年の磨き方が手に馴染んでいるため、同じ部分ばかり歯ブラシがあたって、磨けていない部分はずっと磨けていないまま……そんな方が多くいらっしゃいます。すると、磨けていない部分に汚れやバイ菌が溜まってむし歯や歯周病になるだけでなく、症状が進行すると歯の喪失につながる可能性も高くなります。

大人になると「むし歯になっても削れば大丈夫」なんて知恵もついてしまいがちですが、

何度も繰り返し削っていれば、いずれは削れる部分がなくなり、結局は抜歯に至ってしまいます。

歯を失うと、まず「食べ物が噛めない」という問題が出てきます。インプラントやブリッジの検討をしなければなりませんし、噛み合わせや顎への影響も出てくるでしょう。インプラント治療は、患者さまからすると怖いといったイメージもあるかと思います。が、治療技術、方法にも進歩があって、以前より楽に手術が行えるようになりました。CTとスキャナーの画像をあわせて、術前にインプラントを埋入するシュミレーションができて、それだけでなくシュミレーションした場所に埋入するシステムも開発されました。おかげで、患者さまも、術者も手術が楽に行えるようになりました。

また、噛み合わせの問題も、マウスピース矯正の登場によって、患者さまにとってハードルが低くなったのではないでしょうか。見た目の目立ちにくさによって、今まで矯正治療に踏み切れなかった方々も、治療を始められてると思います。60歳代で矯正治療を始める方が何人もいらっしゃいます。

インプラントも矯正治療も、成人期のかみ合わせを治す治療で、機能の回復、改善のために行っておりますが、それもこれもよく咬めるようにするためです。そして、治療した後がまた大事です。せっかく治療してできたいいかみ合わせを長く維持させていくために、メンテナンスが必要です。

むし歯になったとき、歯磨き方法を改善しなければ、再びむし歯になってしまいます。定期検診などを通して、長年培われた磨き癖を正しいやり方に変えていくことも大切です。メンテナンスでは、歯磨きの仕方のチェック、指導、から始まり、むし歯、歯周病のチェックもしながら、お口全体のクリーニングをしていきます。エアーフローといって、粉を混ぜた水で汚れを細かいところまで落とせます。

こうした歯を失わないためのむし歯や歯周病の治療、噛み合わせの改善のためのインプラントや矯正の治療、そしてそれを長持ちさせていくメンテナンス、これらが成人期における大きなミッションだと思います。

それに加えて私は、乱れた食生活の改善も行っていく必要があるのではないかと考えています。

歯周病を放置すると、バイ菌が巡って心筋梗塞や脳梗塞、糖尿病といった全身疾患につながる恐れがあることはお伝えしましたが、こうした疾患には、日頃の食生活や習慣も確実に影響しているからです。

そこで、管理栄養士の出番です。

歯科医による治療、予防とあわせて、管理栄養士が正しい食生活、むし歯にならない糖分の取り方などをお伝えする。それにより、本当の意味で患者さんの不健康をなくしていくことができるのではないかと考えています。

健康も歯も、失ってみないとその大切さに気がつかないものです。

「むし歯が治ったら終わり」ではなく、その後もメンテナンスをしながら良い状態を保っていく。お口の中だけでなくもう少し広い範囲で、ライフスタイルの変化に応じた健康について相談できる。ライフイベントの多い成人期は、歯科に限らずそのような場所が身近にあることが大事だと考えています。かかりつけ歯科医の役割の大事さはこんなところにもあるのではないでしょうか。

歯を失ったまま放置していたり、噛み合わせが悪いままだと、噛めるものだけを噛める場所で噛むという生活になっていきます。

よく噛まずに丸のみの危険性もあります。そうすると、噛み応えのあるものは減り、噛みやすいものが多くなります。つまりファストフードが多い生活になります。すると、栄養は偏り、糖分、脂肪分の多い生活は、生活習慣病を作りやすくなるでしょう。歯の治療だけでなく、栄養の改善も必要になってきます。

患者さんとそんなお話をあれこれしていると、「若いうちに一生懸命歯磨きをしておけばよかった」とおっしゃる方や、「先生と、もっと早く出会いたかったです」とうれしいお言葉をくださる方もいらっしゃいます。

時間は巻き戻せませんが、毎日の積み重ねと、よい歯科との出会いがあれば、多くの方は改善できます。当院もそのような歯科になれるよう、日々いろいろなアイデアを巡らせているところです。

65～74歳　前期高齢者期

東京大学の飯島先生の研究によると、人は65歳くらいから日常生活の自立度に変化が出始めるのだそうです。脳や心臓の病気になって、日常生活が不自由になったり、場合によっては寝たきりになってしまったり、そんな方が増えてくるころです。
具体的には、この年代で脳卒中などの病にかかる「急転直下型」と呼ばれる人の割合は約20%。対して、大きな病気をせず元気に長生きして、さいごまで自分のことは何でも自分でできて寿命を全うする、いわゆる「ピンピンコロリ」の人は10%しかいないそうです。
そう考えてみると、割合がすごく少ないと感じませんか？

では残りの7割の人はというと、年齢とともに機能が落ち、体力が落ち、食べる物も変わることでさらに機能が落ち……と負のスパイラルに入り、自立度がだんだんと低下。要介護状態が進行すれば寝たきり状態になり、さいごまで介護を必要とします。こうした方々のことを、ピンピンコロリならぬ「ネンネンコロリ」と呼ぶそうです。

現在、国の制度的には75歳以上が「後期高齢者」です。その年齢になれば自立度が下がることは目に見えてわかりますが、実はそれはもう少し前から始まっていることなのです。機能の低下、筋力の低下、体力の低下、食生活の変化、そうしたことが少しずつ始まってくるのが、65歳以降の前期高齢者期だと思っています。

この時期に大切にしていただきたいのは、何といっても「口腔機能を落とさないこと」に尽きます。

咀嚼や嚥下といった口腔機能を落とさないために、食べたいものを何でも自分の歯で食べられるようにしておく。先ほども述べましたように、食の多様性が、口腔機能の維持向上に必要だと思います。ですから、歯を失わないためにむし歯や歯周病の治療も重要ですし、入れ歯やインプラントの検討も必要になることもあるでしょうし、メンテナンスももちろん大切です。とにかくよく噛んで食べられる口内環境を整えることが、ひとつの大きなポイントです。そのためにも管理栄養士とともに、栄養指導をしながら口腔機能の維持向上を目指していきたいです。

そしてよく噛むだけでなく、よく運動して、よくしゃべって、よく笑って、よく歌って……そんなふうに、全身の機能を落とさないような生活を心がけていくことが大事だと思っています。

衰えは、日常生活では気が付かないレベルで始まっています。そもそも筋肉は30代をピークとして、その後は男性は年間0・6%、女性は0・9%、減っていくそうです。そうすると、60代には30歳のころと比べると、筋肉は2割から3割減っているわけで、機能、能力の低下は当然のこととして起きてきます。年齢をひとつのサインとして生活を見直し、ご自身の健康を良いスパイラルにのせていく。歯科としても口内環境の整備とあわせて、そのあたりのアプローチをしていけたら理想的だと考えています。

75歳以上　後期高齢者期

この時期に注意したいのは、「誤嚥性肺炎」と「低栄養」です。

日本人の死因の第5位は肺炎ですが、その約7割は75歳以上の高齢者。さらにその中でも誤嚥性肺炎は、じつに7割以上にのぼるといわれています。

誤嚥性肺炎は、食べ物を飲み込む嚥下機能が衰えることがひとつの大きな原因となります。つまり、口腔機能を落とさないこと、噛める状態を維持することがやはり重要になってくるのです。ですから治療とともに予防のためのメンテナンスも大切です。

そこが衰えてしまうと誤嚥性肺炎はもちろんのこと、その先には、思うようにものが食べられなくなって「低栄養」に陥る懸念があります。先にも述べましたが、噛める場所を失うと、ほかの噛める場所で噛むようになります。

するとそこに負担がかかってきて、そこもだめになっていきます。それがだんだんと全体に広がっていきながら、歯応えのあるものは食べられなくなり、軟らかい喉越しのいいものを食べることが増えます。すると栄養の偏りが起きて、体力、免疫力も落ちます。

免疫力の低下は誤嚥性肺炎を起こしやすくします。低栄養になると、体重や体力も落ちるなど、山から転げ落ちるようにまさに負のスパイラルへ一直線となってしまいます。低栄養になってる方には2つのパターンがあると思います。一つは咬める歯がなくなってきて、咬めるものが咬めなくなってきてしまい、体重も減り、体力も減り、やせ細っていってる方。

もう一つは、太っていて、一見問題なさそうに見えるけど、よく見ると、よく咬めずに、炭水化物、脂肪の多い柔らかくてのど越しのいい食べ物に偏り、カロリーは取れてるけど、たんぱく質、ビタミン、ミネラルといった栄養学的に必要なものが取れてないタイプの方。

どちらも問題なのですが、やせた低栄養の方は、むし歯、歯周病の治療、入れ歯も修理したり、再制作したりして、咬める形をつくり、咬む力、飲み込む力のリハビリテーションをやりながら、機能を回復させ、カロリーを取り、栄養分を取っていってもらうようにします。その間、食べれるものも、機能に合わせて硬さや大きさを調整しつつ、機能の回復に合わせて調整をするといったように、柔らかいものから、歯ごたえのあるものへと、ちょうど離乳食の時期のように変えていきます。

元気のなかった高齢者が、太ってる方の場合も、咬めるお口にして、食べるものを歯ごたえのあるもの、たんぱく質、ビタミンミネラルの多い食べ物に変えていくというのが基本的な考え方です。

私たち医療者としては誤嚥性肺炎や低栄養を起こさせないよう、口腔清掃や口腔機能の維持、そして健康な歯をできるだけ残せるようにメンテナンスしていくことが求められます。

さいごのさいごまで、自分のお口で食べたいものを食べて、やりたいことをやって、元気に楽しく人生を謳歌する。そんな「ピンピンコロリ」の方を、東村山に、そして日本にどんどん増やしていきたいと思っています。

ライフサイクルに応じた取り組みの重要性が少しは伝わったでしょうか。私は開業以来、「生まれて初めて食べ物を口にするときから、最後の一口を食べるときまで、患者さんの健康に関わっていくために、歯医者としてどんな貢献ができるのか」そのことをずっと考え続け、さまざまな情報収集や学びを重ね、知識や経験も積んできました。

そこで、ひとつの大きな軸として必要だと思ったのが今回お話しさせていただいた「ライフサイクルから見たミッション」です。今後もブラッシュアップしながら、患者さんお一人おひとりに寄り添ったアプローチができたらと考えています。

▼「断らない医療」が診療の幅を広げた

当院は「幅広い年代の患者さんが訪れる」とお話しいたしましたが、基本的にどんな症状の患者さんもお断りすることはありません。

たとえ、ほかの歯医者さんで「これは診られませんよ」とお手上げ状態になった症状でも、当院に来てくだされればなんでも診るようにしています。

患者さんは痛みや違和感、噛み合わせなどなんらかの不調を感じ、コンビニよりもたくさんある歯医者の中から当院を選んで来てくださった方々。どのような症状であっても、できる限り誠意を尽くして、ご納得されるまで治療を行う。その信念は、開業当時から変わることなく、今も実践し続けています。

そんな「断らない診療」を続けていると、思ってもみない出来事が起こることもあります。

数年前、「舌がヒリヒリ、チクチクするんです」と、舌痛症の症状でミドル世代の女性の患者さんが来院されました。

舌痛症の要因は、ストレスなどの精神的な影響のほか、ドライマウス、亜鉛や鉄・ビタミンといった栄養不足、口腔カンジダ症など、さまざまなことが考えられます。一筋縄では治療が進まないため、治療に積極的ではない歯科も少なくありません。

当院ではもちろん診療しますので、そのときも病気の説明や必要なお薬についてなど、ご説明させていただきました。

舌痛症は単純な舌の病気ではないこと。原因は癌でもバイ菌でもなく、例えばストレスや気持ちの不調、体の不調が、たまたま舌に症状として出てきている場合もあるということなど、ひと通り丁寧にお話ししたのです。

すると診療の最後に、その患者さんは
「先生、私、主人と離婚します」と、おっしゃいました。

いきなりのことでしたので少し驚きましたが、そのはっきりとした女性の口調に「なるほど、精神的におつらかったのだな……」と理解することができました。

もちろん診療時には、症状に関することなどは患者さんからお話を伺いますが、ご夫婦の関係など立ち入ったことは伺っていません。

ですがおそらく、私が舌痛症の起こる要因をご説明する中で、「ストレスや気持ちの不調」といったことに、思い当たる節があったのでしょう。

患者さんは、ご自身のストレスを自覚され、あの言葉に至ったのではないかと思います。ふとお顔の表情を見ると、とてもスッキリされたようにお見受けしました。その後、症状もすっかりよくなられています。

まさか、歯科医として診療する中で、そのような人生の決断に立ち会えるとは思いもよりませんでした。今でもとても印象に残っているエピソードです。

投薬や処置だけが診療ではない。きちんと病気についてご説明したり、じっくりとお話を聞いたり、目の前の患者さんに寄り添うことで、症状を改善できるケースがあること。この一件を通して、あらためて実感しました。

▼8020へ訪問診療で挑む

1989年（平成元年）、「80歳になっても自分の歯を20本以上保とう」という「8020（ハチ・マル・ニイ・マル）運動」が提唱されました。

もちろん自分の歯が残っていることが一番ですが、失った歯がある方でもインプラントや義歯などで噛めていれば問題はありません。大切なのは、定期的に適切な予防・治療、口腔ケアを行うことです。しかし、高齢になると足腰が弱くなったり体力が落ちたり、歯科への通院が難しくなる方は少なくありません。

「そうした方にも治療を受けていただきたい」と当院では、20年ほど前から訪問歯科診療を行っています。現在は「訪問部」を立ち上げ、むし歯や歯周病から摂食嚥下障害の治療まで幅広く対応しています。

訪問部を始めたそもそものきっかけは、当時、東村山市歯科医師会の主導で訪問歯科診療の事業が始まったことでした。歯科医師会から、「この地域で歯のトラブルがある高齢者がいるので対応してください」といった依頼が入ると、急患として訪問に伺っていたのです。

診療内容は「詰め物が取れた」「入れ歯が壊れた」「むし歯ができた」といった方が大半で、それらの対応をすれば診療は終了という時代でした。

そんなことを何年か続ける中、私はある患者さんと出会ったことで、訪問診療に完全に「ハマって」しまうことになるのです。

その患者さんは、アパートに一人暮らしで、脳卒中による半身麻痺があり車いすを使われている男性でした。むし歯と歯周病のほかに糖尿病を患われており、本来ならば低カロリー、高たんぱくの食事が推奨されますが、お体のこともあり大変だったのでしょう。朝から菓子パンを食べるなど食生活は乱れていて、お口の中はむし歯でいっぱいだったのです。

そこで私たちは、通院時の治療と変わらないレベルの治療を男性に行い、何回かかけてむし歯をきれいに治療したのです。

治療のたびによくなっていく症状に患者さんも気持ちが上向きになっていったのでしょう。「痛い」「なんとかしてほしい」といった表現がとてもストレートな方だったのですが、「ありがとう」「本当に助かったよ」といった感情も素直に出してくださる方でした。訪問するたびに私たちに感謝の言葉をたくさんかけてくださるのです。

当時は、まだ訪問部を立ち上げる前でしたので、私が患者さんのお宅に行けるのは日中の診療が終わった後の20時から21時と遅めの時間でした。正直、疲れがなかったわけではないですが、その感謝の言葉がうれしくて、私はすっかり訪問診療にハマってしまったのです。

少し話はそれますが、訪問診療の患者さんは、歯科に通院してこられる患者さんよりも表現がストレートな方が多いと感じます。

サッカーの「ホーム」と「アウェイ」ではないですが、やはり「アウェイ」の歯科よりも、「ホーム」の自宅のほうがリラックスされるからなのか、その方の症状だけでなく人となりも同時にわかるもの。

「こうした安心感を医院でも再現したいな……」。私は訪問診療時、よく帰り道にスタッフとそんな話をしたものです。

私の訪問診療熱が高まっている頃とちょうど時を同じくして「高齢者への口腔ケアによって誤嚥性肺炎を減らせる」という、米山武義先生の論文が発表されました。

訪問診療によって定期的に口の中をきれいにしていれば、死亡の危険因子となる病気を減らせるということが実証されたのです。

患者さんからのあたたかい言葉と、そうしたアカデミックなやりがいも相まって、私の訪問診療に対する熱はさらに上昇していきました。

急患対応から始まった訪問診療は、高齢化も手伝って一般的なものとなり、米山先生の論文によって死につながる病も防ぐことができる「口腔ケア」の時代に入りました。

そして次段階のテーマとしては、「摂食嚥下障害」が話題になることが増えました。高齢になると、口腔機能が低下して、食べ物を喉に送り込んで飲み込むことが難しくなる方が増えるからです。

当院のビジョン「患者さんの〝不〟をなくしたい」は、人間が生きるために必要な食事が「不自由なくできるように」という意味も含まれています。

私たちはすでに訪問診療で取り入れていますが、歯の治療とあわせて、摂食嚥下をよくするための口腔内の筋力トレーニングなどを進めていく必要があるでしょう。

さらに内視鏡の検査の必要性がいわれるようになりそれに伴い、訪問診療のステージはどんどん上がり、私たちに求められる医療の内容、資質、知識のレベルも格段に上がってきていると肌で感じています。

今後、当院が訪問診療の現場で力を入れていきたいのは「栄養指導」です。訪問診療を必要とされる高齢者の多くは、長年にわたる食生活の乱れもあり、歯の治療と同じくらい栄養指導も必要な方が多くいらっしゃいます。

特に、今はファストフードなど安価で手軽な食べ物が豊富ですから、ついそういったものを選んでしまい食生活の悪循環に陥られている高齢者の方が多い印象です。

しかしきちんと栄養バランスの取れた食事を取ろうとすると、ご本人にはこれまでの生活をガラリと変える努力が必要ですし、経済的な問題も出てきます。

なかなか壁は高いですが、現在、3名の管理栄養士とともに実現に向けて体制を整えています。

最近は、訪問診療を専門にやりたいという歯科医療従事者が面接に来られることも増えてきました。歯科外来に来られない方も含めて「患者さんの〝不〟をなくしたい」。そうした信念を掲げて行動していれば、人は集まってくるものなのだと感じています。

私が伺っていた訪問診療の患者さんはどうなったか。

実は、ここから先のお話は、8020運動とは相反してしまう部分があるのですが、ぜひ紹介させてください。

その患者さんは、とにかくむし歯がいっぱいで進行もしていたので、最終的に抜歯を決断しました。多くの歯を抜きましたので、これまでと同じような食事は取れなくなってしまったのですが、驚くことに糖尿病が改善したのです。これには内科医の先生もびっくりされていました。歯を抜いて、噛めなくなったので当然です。

ただ、治療を進めていく中で入れ歯を入れたところ、別の問題が起こってしまったのです。入れ歯が入り好きなものが食べられるようになったことで、なんとまた糖尿病の数値が悪くなってしまったのです。

歯があれば食べたいものが食べられるようになる一方で、今度は血糖値や栄養のコントロールを考える必要が出てきます。現在はほかのドクターが担当していますが、口腔内と食事のケアの両面から、治療に励んでいらっしゃいます。

高齢者の場合、歯だけでなく全身のさまざまな場所に問題を抱えているケースが多々あります。８０２０運動ももちろん大切ですが、特に高齢者の診療は、口の中だけでなく総合的な健康を考えることが大事なのだと教えてくれた忘れられない患者さんです。

▼マイナスをプラスにする、ゼロをプラスにするために

私たち歯科が今行っている仕事は、できてしまったむし歯や歯周病を治療する「マイナスをゼロにすること」や、将来的なむし歯や歯周病を予防する「ゼロをマイナスにしない

こと」だと思います。

では、これからの歯科に大事になってくることは何かといえば、私は「マイナスをプラスにすること、あるいはゼロをプラスにすること」ではないかと思っています。むし歯や歯周病がなくなったら終わり、悪い状態にならないように防げたら終わりではありません。

患者さんが、その先の人生も健康で元気に楽しく過ごせるように、食事や生活面も含めてさまざまなご提案をするなど、「かかりつけ歯科医」として末長く患者さんに寄り添っていく。

勝ち得た健康を使って人生を充実させていく。歯科には今後、そのような仕事が求められていくだろうと感じています。

具体的にどんなことをやるべきかは、まだ明確な答えを出せていません。しかし、ひとつ自分の中で漠然と思っているのは、マイナスやゼロをプラスにするためには、医学的な知識や技術に加えて、「人間的な関わり」が必要なのではないかということです。

患者さんお一人おひとりと向き合い、ご本人がこれまで培ってきた健康を何に使うか、そのためにはどんな行動をしていけばよいのかを一緒に考えていけるような、そうした関わりです。

例えば、「体が動かせるうちは、たくさん旅がしたい！」という方には、「世界中のおいしい料理がおいしく食べられるように、今からしっかり歯のケアをしていきましょう」「栄養バランスの取れた食事で免疫力をアップしましょう」といったアプローチができるでしょう。

逆にお若い方には、ライフサイクルごとの口の中の変化をお伝えすることで、今ご自身やお子さんにしておくべきことが明確になると思います。それも、未来のプラスにつながるアプローチといえるでしょう。

生きがい、やりがいといった充実感のあるもの、社会参加、人との絆作り、そういうものかもしれません。

ある患者さんの話ですが、要介護高齢者で訪問診療に伺うことになりました。以前に作った入れ歯が合わず、使っていなかったそうです。

刻み食のお弁当をほぼ丸のみで取られていました。おひとり暮らしのその部屋は、ヘルパーさんが入ることもあってか、とても整理整頓されてましたが、どちらかというと飾り気のない部屋でした。今ある入れ歯を改造し、口に入れられるようにし、おせんべいを使って食べる練習もし、刻み食から普通食に変わっていきました。

そこで、新しい入れ歯を作り、きれいになりました。あるとき気がついたのですが、飾り気のない部屋に生け花が飾られていました。これどうしたんですかと聞くと、近くのスーパーに買い物に行くついでに花屋に寄ってきたのよと。

ご飯が食べられるようになり、歯もきれいになり、日常生活に動きが出てきて、部屋の飾りも変わりました。患者さんにとっては、治療前とは違う充実感を感じられるようになったのではないかと思いました。

私たちは、どんな世代の方でも、どんな症状のある方でも、通院できない方でも、今の〝不〟の改善方法をご提案できる。そんな「歯医者のデパート」として、これまで歩んできました。「ゼロやマイナスをプラスにする仕事」は、「患者さんの〝不〟をなくす」から、もう1歩、2歩踏み込んだ新たな挑戦になるでしょう。今はまだ模索中ですが、スタッフたちの力を借りながら、実現に向けて着々と歩みを進めていきたいと考えています。

4章

「毎日働きたくなってしまう」働き方のひみつ

3章までは、当院の理念や患者さんに対する私たちの取り組み、思いをお伝えしてまいりました。

患者さんによりよい医療を提供するには、「スタッフの幸せ」も同時に考えていく必要があります。ここでいう「幸せ」とは、スキルアップにつながる環境であることや、仕事で感じる達成感、働きやすさなどさまざまなものがあるでしょう。そのどれもが、働くうえでは欠かせない要素です。

4章では、「スタッフの幸せが患者さんの幸せにつながる」という考え方を軸に、かわせ歯科医院での働き方やスタッフのスキルアップストーリーをご紹介します。

▼スタッフは、もうひとつの「家族」

当院には現在、総勢30数名のスタッフがおります。

職種としては、歯科医師、歯科衛生士、歯科助手、技工士、受付（コンシェルジュ）、管理栄養士があり、ほとんどが社員として働いています。

現在の体制は、パートの方が退職されたから、という背景もありますが、ほとんどが社員で構成している大きな理由は「診療の始まりから最後の片付けまで、業務全体を担ってほしい」と希望していたからです。業務全体の流れをつかむことで、「自分がなにをすべきか」また「同じように働く社員さんが何を求めているか」が理屈ではなく感覚で把握できるようになります。いわば形には「見えない」スキルを持った社員がかわせ歯科医院には大勢おります。だからこそ、毎日100名以上の患者さんの診療をスムーズに行えているのです。

「30人体制、ユニット10台」という現在の体制になって、4、5年経つでしょうか。基本の就業時間は9時～19時、日曜日と祝日は休診です。

もちろん社員の中には、家庭の事情によりフルタイムで勤務できない人もいます。そのため、社員に意見を聞きながらさまざまな制度を設け、「働きやすい職場」を目指してきました。

そのひとつが、福利厚生制度の充実です。子育て中の社員に向けた制度をご紹介しましょう。

まず、小さなお子さんがいる社員は、18時半までの時短勤務としています。しかし、保育園によっては、18時半までの時短で働くにしても延長保育が必要になってくるケースがあります。

当然、延長料が発生しますから「働きたくとも働けない」「頼みたくとも頼めない」状態が生まれます。その問題を解消するため「延長保育手当」を作りました。延長保育にかかる料金を補助することで、ご本人はお金を気にすることなく働けますし、私たちも業務があればお願いしやすくなります。

さらに、ほかの歯科ではあまり見かけない制度として「おばあちゃん手当」があります。以前、仕事が遅くなると自分の母親、つまりおばあちゃんに保育園へ迎えに行ってもらう、あるいは面倒を見てもらっているという社員がいました。そこで、協力いただいたご家族のために手当を支給することにしたのです。もちろん、おばあちゃんに限らずご家族、ご親族でしたら該当します。

そのほか、お留守番するお子さんの携帯電話の料金を負担する「キッズケイタイ手当」

も制度として備えています。

産休・育休制度を完備するのはもちろんのこと、保育園や学校行事がある場合「お子さんの予定を優先できる」体制も整えました。

お子さんがいると平日に出席しなければならないイベントのほか、小さなお子さんがいる場合、急に熱を出すなど体調を崩す機会も多いでしょう。

そんなとき、周りの顔色をうかがわなくとも堂々と欠勤や早退ができる環境を作りたかったのです。幸い当院は、子育て中の社員が多いこともあり「お互いさまだから」と言い合える職場ですが、こうした制度があると明文化しておくことで、これから応募される方にはより安心していただけるのではないかと思っています。

ここまで子育て世代に手厚い制度を作ったのには、今いる社員に対して満足してもらいたい、ということのほかに採用面での考慮もあります。

というのも、埼玉県との境に位置し、東京都のベッドタウンである東村山市では、新卒者の採用が簡単ではありません。特に、歯科衛生士の方はなかなか応募がないのが現状です。しかし、「働きたくても働けない」という方もまたいらっしゃるのではないか……。

私はそう考えたのです。

そこでさまざまな制度を整えたうえで、近隣で子育てをされている歯科衛生士の方の採用を積極的に行うようにしたのです。

この取り組みが功を奏し、現在は子育て世代を含めた優秀なメンバーが集まってくれました。ありがたいことです。

それぞれご縁があり、当院の理念に共感くださり、当院で働くことを選んでくれた社員です。一人ひとりを家族のように考え、働きやすい環境を整備して、長く勤めていただく。それも私の仕事だと考えています。

今後も、世代や家庭状況に限らず、さまざまな方が働きやすくなるような福利厚生制度を充実させていきたいと考えています。

▼働くスタッフすべてが、クリニックの「顔」。自走できる組織づくりにシフト

患者さんの数もスタッフも増え続けてから、私は常々「自立能動の組織を作りたい」と考えてきました。当院を、「自分で考え、行動し、成長していける自立した人間の集まりにしたい」「それこそがかわせ歯科医院で実現したいことだ」と考えるようになりました。

そのきっかけは、かわせ歯科医院の未来を考えたことでした。

船井総研の方のお話を伺ったり経営者合宿に参加したりしていくうちに、目の前のことばかりではなく、もっと先のことを考えなくてはならないと思うようになりました。

100年企業を目指す歯科医院があったり、コングロマリット企業を目指す歯科医院もあったりと、自分の視野の狭さを痛感させられました。地域の人たちの不健康をなくすために、様々なことをしていくためには、私ひとりの活動だけでは限界がある。医院全体がチームとして、自発的に動いていかないといけないと思い、人事理念として、自発能動型価値創造人材としました。

そして組織として、一人ひとりが考えて動ける状態を作っておきたいと考え、さまざまな施策を始めました。くわしくは後述していますが、従業員満足度調査を行なって不満を吸い上げて解消したり、プロジェクトチームを作って社員自らが行動する場を設けたり、人間関係を良好にするために1on1面談を取り入れたりと、自走できる仕組みを整えていったのです。

すでに成功されている医院からもお話を聞こうとさまざまなクリニックを見学させていただき、組織のあり方を学ばせていただきました。

その中で、茨城県のとある歯科に見学にいったことは、自分にとって大きな意味があったと思います。

そこは当院よりも規模の大きな歯科でしたが、院内は整然としていて、スタッフのみなさんそれぞれがご自身の仕事に一生懸命取り組んでいらっしゃる様子が伝わってきました。素晴らしい組織だなと感動したのです。

なぜそのような組織ができたのか伺うと、院長はこうおっしゃいました。

「いや、今の状態になるまで数年かかりましたよ」

なんでも、院長が院内のことをおひとりですべて切り盛りしていたときは、組織としてうまく機能せず、院長に業務負担が集中してしまったそうなのです。最終的には、体調を崩してしまう事態にまでなった、とお伺いしました。

その後、奥様が代わりに切り盛りを担うことに。この奥様が非常に優秀な方で、社員や幹部をしっかり育て上げ、業績も伸び、組織は良い方向に向かっていったというのです。

お話を聞いて非常に感心したとともに、自身のことを顧みました。

当院もこれまで長い間、医院のマーケティングやマネジメントなどは私がすべて一人で行う、いわゆる「トップダウン」の組織でした。スタッフの人数が少ない頃は、それでもなんとか機能していたのです。

しかし、30人規模になってからは、だんだん手が回らなくなるのが自分でもよくわかりました。例えるなら、「皿回しをしているつもりが、どんどん落ちていく……」そんな自覚があったのです。

「これでは経営が成り立たない」という思いに加え、素晴らしい組織を目の当たりにして、私は「リーダーシップとは何だろうか?」と、あらためて疑問が湧いてきたのです。

もし、求心力のある誰かがリーダーシップを取ることで、素晴らしい組織を作れたとしても、10年、20年と経ちその人物が組織からいなくなったとき、果たしてそれまで通りの自立能動の組織が維持できるのだろうか？

（見学した医院は幹部クラスがしっかり育っていたので、問題ないと思いますが……）

たどり着いた答えが「結束を高めてチームとして団結すること」でした。そのためには、良好な人間関係を作ることが何より大事だと腑に落ちたのです。

そのために今、私ができることは、

「スタッフと1対1で向き合う機会を増やし、人間関係を着実に築いていくこと」

「絆を深めて一人ひとりのパフォーマンスを高めていくこと」

「任せられる業務は任せること」

だと考えています。ただし、今後もさらにさまざまなことをインプットしていく中で、考え方が変わっていくこともあると思います。「現時点では」、ということでご理解いただければ幸いです。

▼地域のためにやれることすべてを。オールラウンドプレイヤーを作る

前項でお伝えしたように、スタッフには医院の「顔」としてそれぞれが自立してほしいと考えており、スキルアップのための教育も行っています。

「働きながらキャリア形成ができる」。これはスタッフにとって大きな魅力だと考えており、実際、多くのスキルアップ環境を提供しています。

例えば、毎月第4月曜日の午前中は休診にし、それぞれの職種ごとに分かれて、実技を学び、トレーニングする時間としています。ドクターは、業績のチェック、ウェブセミナーの受講、実技演習を行うこともあります。また、ドクターに関しては独自のキャリア支援があり、独立開業の希望があるドクターには、経営が学べる制度やサポートを提供していきます。インプラント、入れ歯、歯周病、訪問診療といった各分野を極めたいドクターには、スペシャリストを目指せる環境を提供しています。

そのほか、歯科衛生士は外部講師を呼んで技術のレクチャーを受けたり、歯科助手や受付のスタッフは業務の中でレベルアップすべきと自覚がある項目を練習したり、あるいは患者さんに治療の説明をして選択していただくまでの、ロールプレイングをすることもあります。

つい先日は、接遇のセミナーを実施。外部の講師から客観的な指摘、指導を受けることは、スタッフの良い刺激になり、仕事への姿勢をあらためる良い機会となっていると手応えを感じています。

教育面は、まだまだ改善の余地があると思っています。

特に今後、スタッフに磨いてほしいと考えているのは、「テクニカルスキル」「ヒューマンスキル」「コンセプチュアルスキル」の3つのスキルです。

具体的にどんなスキルなのかご紹介します。

■テクニカルスキル

担当業務を行うために必要な知識、技術はもちろん、かわせ歯科医院が進めるライフサイクルごとのミッションすべてに対応できる技量、熟達したスキルの習得を目指します。

例えば歯科衛生士であれば、衛生士業務をスキルアップさせることに加え、摂食嚥下、呼吸といった口腔機能改善のスキルも身に付けます。

さらに保険診療外となりますが、「THP（トータルヘルスプログラム）」（むし歯や歯周病を菌から根本的に治療する方法のこと）の導入をすすめるため、その条件となる「認定歯科衛生士」の資格取得支援も行っています。

すべてのライフステージの課題を解決できるうように、口腔衛生、歯周病への取り組み、予防歯科だけでなく、口腔機能の育成、向上にも関わり、実際に食べて元気になっているのか、その人の人生に関わっていけるような仕事のできる歯科衛生士を育成していきたいと思います。

ヒューマンスキル

患者さん、スタッフと円滑なコミュニケーションができるスキル。特に、愛情、思いやり、感謝、尊敬といった人間の善性の部分の発達を目指します。

現在はスタッフ向けに接遇セミナーを開催したり、毎朝クレド（医院理念）を唱和して当院の「あり方」の教育をしたり、共通理解を深める取り組みを進めています。

例えば、歯科助手に関しては、患者さんに具体的でわかりやすい説明をする役目である「トリートメントコーディネーター（ＴＣ）」になることを目指してもらっています。

こういった取り組みを進めてから、患者さんに対する説明や接し方が非常に丁寧になりました。

もちろんクレームをいただくこともありますが、それでもたくさんの患者さんが長く通い続けてくださったり、「かわせ歯科が良いよ」と言ってくださったりするのは、「きちんとご説明して安心いただく」ということを、一人ひとりができているからではないかと思っています。

私が患者さんに「もっと早く出会いたかった」という言葉をいただいたときのように、患者さんのもう一歩先をいく、そんな信頼関係が作れるスキルを身に付けてもらえればと思っています。

■コンセプチュアルスキル

解決、改善すべき課題をピックアップし、必要な方法を検討、実行できるスキル、あるいは、何もないところから発想し、計画を立てて実行できるスキルです。

こうしたスキルは、目の前の仕事を毎日こなしているだけではなかなか身に付きません。そのため、診療とは離れた業務における課題についてプロジェクトチームを作り解決する、という取り組みを実施しています。取り組みの詳細は、後述しています。

わーっと説明してきてしまいましたが、とにかく多くの教育制度やキャリア支援を行っていることがおわかりいただけたかと思います。

もしかしたらみなさんの中には「歯科医院で、ここまで教育やキャリア支援に力を入れているのは珍しい！」と思われた方もいらっしゃるかもしれません。

しかしこれらの取り組みは決して珍しいものではなく、すでに多くの医院で導入されています。実際、教育に注力されている医院さんでは、スタッフがみながいきいきと働かれ、患者さんの満足度や売上にもつながっているようです。

ただ、そうした医院の先生にお話を伺うと「そこまで達するのには長い年月がかかった」と口をそろえておっしゃいます。仕組み化に3年、文化の醸成に6年かかったという院長先生もおられました。そのため、当院も腰を据えてキャリア形成や支援に取り組む必要があると感じています。

「地域の方たちの不健康をなくすために、やれることはすべてやる」

その中には、スタッフへの教育も当然含まれます。

乳幼児から後期高齢者、訪問診療の患者さままで、すべての年代の患者さんに対応できる技術、スキルを持ち合わせている。

患者さんやスタッフとの信頼関係を築くことができる。

改善すべき点を自分で見つけて、考えながら自走ができる。

そんなスーパーマンのような「オールラウンドプレイヤー」の育成が私の使命であり、

かわせ歯科医院の取り組むべき課題だと認識しています。

▼離職率の高さから学んだ、対話の大切さ

さて、少しかっこいいお話をしてまいりましたが、30年近く医院を運営していますと、やはり失敗やトラブルもたくさんありました。

以前、あるコンサルタントの方から聞いた話ですが、分院をまかせたドクターがある日、「辞めます。」という書置きと分院の鍵がポストに入れられた医院があったそうです。

院長としてはショックだっただろうなと思うと同時に、自分にもありうることだと思いました。

目の前の業務に集中するあまり、従業員への配慮が足りなくなったり、人間関係でつまずいたりして、離職につながることもよくありました。

こうした一連のことも、コミュニケーションをしながらご本人の希望を聞いたり、医院でできることとの擦り合わせをしたりして、寄り添うことができていたら防げていたかもし

れません。

そういった苦い経験から、当院では2022年から私とスタッフの1on1面談を始めました。

私の役割は、もっぱら聞き役です。

なるべく自分の話は少なくして、相手の考えを引き出すようにしています。

すでに「1on1を始めてよかった」ということがいくつもありました。

例えば、あるドクターは「将来的に実家の歯医者を継ぎたい」と話してくれました。お父様が年齢を重ねられて、代替わりの話が出たそうです。キャリアに変更があったことも、個別でじっくり話したからこそ、聞くことができたのではないかと感じたのです。


思い返してみれば、私はこうしてスタッフ一人ひとりときちんと向き合ったり、気にかけたり、組織全体を俯瞰的に見たりしないことによって失敗も数多くしてきました。

「ムンテラの川瀬と呼ばれてきたのに、聞き取る能力をスタッフには発揮しなかったんだな……」と今更ながら自身の行動を反省し、「組織を変えるには、まず自分自身が変わろう」と決意。

今ではスタッフとの対話を何より大事にしています。

余談ですが、1on1を通じて、私が知らなかった一面を知る機会にも恵まれました。私は治療に集中すると、スタッフに対して言葉がついきつくなってしまいます。以前までは、それに対して特にスタッフから指摘されることはありませんでした（というより、内心そう思っていても言えなかったのだと思います）。

しかし最近は、アシストをしてくれたスタッフに「院長、さっきは怖かったです」と言われることがあり、それに対して長い付き合いのスタッフが「そうなんですよ。院長はすぐ機嫌が悪くなるんですよね」なんて合いの手を入れてくることも増えました。「いやなんであなたが言うのよ～（笑）」とその場は笑いに包まれる。そんな会話も日常茶飯事です。

もちろん、指摘されたことに対してきちんと謝りますが（笑）、こうした会話が私の前でオープンに交わされるというのも、対話を心がけて組織の風通しが良くなった効果ではないかと感じています。

これからさまざまな職種のスタッフと１ｏｎ１をする中で、組織のちょっとした不満や不安といった「不」の部分も出てくることでしょう。しかし、それはむしろよい傾向であり「ありがたいことだな」と思っています。

病気もそうですが、組織の問題も早期発見が大事。スタッフとの信頼関係を築き、問題を早く察知できれば、早めに解決できることもあるでしょう。

スタッフの「不を残さない」ためにも、１ｏｎ１を大切にしていきたいと思っています。

▼歯科衛生士を志した、スタッフのストーリー

当院には、制度の一環として、歯科衛生士資格を取得するための学費を全額補助する「奨学金制度」があります。

歯科助手として働きながら、歯科衛生士へのキャリアアップができる制度として、これまで何名かのスタッフが利用してきました。

ここで、その第1号となったスタッフの話をさせてください。

その方は制度が誕生したのと同じタイミングで、歯科助手として応募してきたのです。面接時「こんな制度があるけど、やってみますか?」と聞くと、即座に「やります!」と二つ返事だったため、「やる気がある方なんだな」と感じたものです。

「資格を取って長く働きたい」。そんな彼女の希望をかわせ歯科医院としてもぜひ支援してあげたい。

こうして制度の利用が決定。日中は当院で歯科助手として働き、夜は夜間の学校に通って国家資格を目指すというとても大変なチャレンジでしたが、無事に試験に合格し、晴れて歯科衛生士になったのです。現在も当院のスタッフとして働く彼女。今後の活躍にも期待しています。

実はこのストーリーはここで終わりません。

そんな先輩を見て、当時やはり歯科助手として働いていた別のスタッフに変化がありました。

彼女は、他院での歯科助手の経験を経て当院に来たものの、なかなか要領よく仕事ができませんでした。そこで受付業務に担当を変えてみたもののあまり変わらず。

再び歯科助手に戻ってもらった、という経緯があったのです。

そんな彼女から「私も奨学金の制度を受けてみたい」という申し出があったのです。私はとても驚きました。

これまでの経緯を鑑みて、私は一度申し出に反対しました。普段の仕事ぶりや、本人のやる気度合いなどを考慮して、学業は続けられないだろうと判断したからです。

しかし、前述の先輩の快挙が彼女を変えたのでしょう。

彼女の目の色は本気でした。

「制度が使えないなら、自力で挑戦する！」と、専門学校や学費補助制度を見つけてきたのです。その姿を見たら、反対できるわけがありません。

「どんな歯科衛生士になりたいの？」と尋ねると、彼女ははっきりとこう答えました。

「誰にも負けたくない。1番になりたい」


彼女のやる気を買って、制度の利用を許可しました。

現在は、歯科衛生士学校の1年生として働きながら勉学に励んでいます。たまに勤務医のドクターにわからない教科について質問しているのも見かけます。ぜひ頑張ってほしいと思っています。


1つの制度を作ったことで、スタッフの生きる姿勢が変わる。

チームの誰かの頑張りが、他の誰かの刺激になり伝わっていく。いずれも素晴らしいことだと感じ、私自身「こんなこともあるのだな……」と感動を覚えてしまうのです。

こうした変化は、なんと私自身の中にあった採用基準すら、変えてしまいました。

これまでは、経験者等を中心に採用を行っていましたが「熱意のある方」「一緒に働きたいと思える方」を積極的に採用するようになりました。

それを裏付けるように、昨年採用した歯科衛生士は40代後半で国家資格を取得された方です。

当院が掲げる「ライフサイクルから見たミッション」を聞いて、「私もこういうことがやりたい」と思い応募くださったとのことで、「ぜひ一緒に働きたい」と採用を決めたのです。

熱意にあふれた方は、組織をいい方向に動かす力を持っています。

今後、新たな風が吹くのではないかと期待しています。

▼スタッフ自らが進める、クリニック改善

自発能動組織を目指すべく、さまざまな取り組みに着手しているとお伝えしました。

その中のひとつ、前述の「コンセプチュアルスキル」の習得にもつながるものとして、診療とは離れた業務における課題解決のためのプロジェクトチームを作っています。

一つは、教育に関するプロジェクトチームです。新人の歯科医師、歯科衛生士、助手などそれぞれの職種に対して、カリキュラムを作り、いつだれがどこで何をどのように教えるのか、といった工程のスケジュールをつくり、それに従って教育を進めていってます。

座学、見学、実習をへて実際の臨床へという流れです。また実際にやってみて思うようにうまくいかないことも出てきます。その時は、苦手なことの克服のために一旦とまって反復練習をしたりしてます。

こうした取り組みの結果、できなかったことができるようになり、わからなかったことがわかるようになると、自信が生まれ、患者様への治療、対応にも余裕が生まれ、仕事が楽しくなってくるようです。

プロジェクトチームは、教育も含めて9チームあります。まだまだ始まったばかりですが、ＰＤＣＡをまわしながら、課題の解決、成果の達成と共に人材の成長を進めていきたいと考えています。

さらにもうひとつ、美化委員会というチームを作りました。

きっかけは外部講師を呼んで行った接遇セミナーで、院内の整頓が行き届いていないためにタイムロスやストレスが発生する可能性を指摘されたことでした。「それなら自分たちできれいにしよう！」と、ドクター、歯科衛生士、歯科助手、受付と4種類に分かれて、それぞれ場所の分担を決定。毎月2回、自主的に整理整頓を行っています。

こうした取り組みを始めたことでスタッフからは、「物を整理する棚やケースを注文してもよいか？」「これならもっときれいに収まるのではないか？」といった意見が活発に出るようになりました。

本当に院内が見違えるほどきれいになり、接遇セミナーの講師からも「すごく変わった！」とお褒めいただきました。

またプロジェクトチームではありませんが、ホームページ制作を「スタッフで作業分担する」ことも取り組みの一つとして進めました。この提案は普段制作を依頼している専門会社からいただいたのですが、「チームでまとまって一つのことを成し遂げる」という体験がさらにスタッフ同士を結び付ける結果となりました。
こうしたプロジェクトチームの取り組みも順風満帆に進んできたわけではありません。うまく進行できるときもあれば、雲行きが悪くなるときもあります。

ただし、それは仕方のないことです。

30人スタッフがいれば、考え方も30通り。取り組みに賛同できない方や、不満を持つ方が出てくるのも自然なことです。進行上に起伏はありつつも、私自身はだんだんと右肩上がりに良い方向へ向かっている気がしています。

30人通りの多様性をみんなで理解し、プロジェクトを進めていく。今後も取り組みは続きます。

▼スタッフの働きやすさを考え続けて

「働きやすい職場環境をつくる」、そのためにさまざまな取り組みをしてきました。中でも重要な組織づくりに関して、よりよいパフォーマンスを生むため、コンサルとして船井総研に入っていただいています。

その最初の取り組みが「まず組織の現状を知る」ための「従業員満足度調査」でした。

スタッフに対して行った調査の結果に私はがく然としました。スタッフからの回答が「不満だらけ」だったからです。船井総研のコンサルタントは、「最初はどんな企業もこんなものですよ」と言ってくださいましたが、それにしても低い数値で、相当なショックを受けたことを覚えています。

とはいえ、落ち込んでばかりはいられません。なにしろ自分が招いた結果です。

その後は、できるところから改善にのぞんでいきました。

まず手をつけたのがスタッフルームです。

以前は、在庫荷物が保管してある場所の奥にある部屋をスタッフルームとして使っていたのですが、人数が多いため「狭くて使いづらい」という意見が多数寄せられたのです。

そこで、アパートを借りて在庫荷物はそちらに置くようにし、スタッフルームを拡張しました。スタッフルームでは、着替えや食事も行えるようにし、分散して入室できるような工夫も加えました。

また、それにあわせてユニフォームも見直しました。以前はワンピーススタイプでしたが、「動きにくい」という声があったのでズボンとスクラブに変更したのです。デザインはスタッフに選んでもらい、なるべくスタッフの希望に沿うものを選びました。さらに、1階と2階の情報のやりとりがしやすいようインカムも導入。情報伝達をしやすくしました。

設備も見直し、新たに導入したものもあります。

例えば、コロナ対策として院内のエアロゾルを吸い込む「口腔外バキューム」を10台導入したほか、CTはより高画質のものに入れ替えました。また、歯科業界で増えてきている顕微鏡治療に対応できる「ネクストビジョン」という機械を3台導入。

歯科衛生士の業務負担を減らすために、「エアーフロー」という設備も入れました。これは、お口の中のクリーニングをブラシではなく、水と粉を混ぜた強力な空気で行うもので、より汚れが落ちやすくなります。

受付業務の効率化としては、自動釣銭機を新たに設置しました。さらに、最新の予約システムを導入したことで、患者さんへの情報発信がしやすくなりました。

経営面では、経営分析できるBI（ビジネスインテリジェンス）を導入して、パソコンデータの中から特定の項目を数値化し、経営に活かす取り組みも始めています。

訪問歯科においては、コミュニケーションで課題が見られたので、スキルチェックリストを作って毎日、自己評価と他己評価を行うようにしました。「治療計画が正確に立てられない」という課題に対しては、訪問診療のベテランである鈴木先生に頼んで「鈴木塾」というチームを作り、症例ごとに治療計画を立てる勉強の場を作りました。

スタッフには不満をすべて吐き出してもらい、私はそれに対する解決方法を実行していく。自分たちの声にきちんと耳を傾けてくれて、その声を反映してもらえる。

そんな環境が浸透していったことで、組織の雰囲気もだんだんと前向きになってきたと感じています。

従業員満足度調査によって、ネガティブなことも含めて意見を出しやすい環境ができたこと、課題が浮き彫りになったことが私にとって大きな収穫でした。また現在は組織図をつくり、指示系統をわかりやすくして、院内のマネジメントを統括に任せるようにしています。

今後も、さまざまな声にできる限り耳を傾け、応えていきたいと考えています。

5章

1・5次診療施設として、地域医療に貢献していく

これまで私自身のこと、医院の取り組み、そしてスタッフにかける思いなどをお伝えしてきました。

最終章となる5章では、幅広い診療領域と患者さんに寄り添った治療をベースに、今後どのようにさらなる展開をしていくのか。地域医療への貢献をテーマに、かわせ歯科医院の将来のビジョンをお話しします。

▼今後歯科医療を取り巻く環境は変わっていく

少子化、超高齢社会、人口減少……さまざまなことがニュースやネットでいわれていますが、それらの現象は、歯科業界にも確実に影響を及ぼしています。

日本歯科医師会が2020年に刊行した『2040年を見据えた歯科ビジョン―令和における歯科医療の姿―』によると、高齢者がピークとなる2040年を境に、さらなる超高齢社会が到来し、人口が減少していくと試算しています。

それによって、人口が少ない地域では歯科医院が閉院し、とくに通院が困難な患者さんは適切な歯科医療が受けられない可能性が示唆されています。また、就業医師が高齢化し、仮に70歳、75歳でリタイアすると仮定すると2025年からは就業医師数も減少する可能性もあるとされています。また、今現在は医院を経営できていたとしても、承継問題もあります。

2040年には日本人口の約35％が65歳以上になるといわれています。つまり3人に1人が65歳以上！

これまで日本が経験してこなかった未来がもうすぐそこまで来ているのです。

予想以上に早い社会の変化。今後歯科医療が取り組まなければならないのは、「予防歯科」でしょう。80歳、90歳になっても元気で活動していくためには、適切な栄養摂取がなにより重要です。栄養摂取にはもちろんお口の健康が欠かせません。

歯科医院としては、予防歯科を進めていくのはもちろんのこと、栄養指導に至るまでより幅広い対応が求められるでしょう。

しかし、実際そこまでの対応をするためには、当然ながらマンパワーも準備もかかるもの。歯科医院の母体にある程度の規模がないと、ビジネスとしては立ち行かないでしょう。

医療業界全体を見渡してみると、常に慢性的な人材不足という問題を抱えています。それによって患者さんに必要な医療が行き届いていない、そんな現実もあると考えています。

今後はこうした社会背景からも、歯科医療が果たすべき業務範囲は広がっていくと考えています。通常の一般診療だけではなく、訪問診療、栄養指導、口腔機能療法などを通して歯科の面から患者さんの健康にアプローチする。

歯科医院が「1・5次診療施設」として機能していくことはもはや社会からの要請であるとも感じています。

▼1・5次診療施設とは

では、「1・5次診療施設」とはいったいどんなものなのでしょうか？

それを語る前に、現在の社会構造を鑑みて国がどんな医療体制を整えていきたいのか、簡単にご説明しておきたいと思います。

高齢化社会を背景に、国からは「患者さんの看取りを病院から、地域へ」という方針が示されました。いわゆる「病院完結型」から「地域完結型」への転換です。

この地域完結型の特徴は、「診療や介護が必要になった場合、地域の中核病院、大学病院に行くのではなくその地域で問題解決する」というところにあります。

さらに言えば「大学病院等の高度医療機関は、2次診療施設としてよりリスクの高い患者さんを優先的に診療し、リスクがない患者さんについては1次診療で完結させる」というねらいがあります。

医療の効率化を考えればこういった取り組みは進めていくべきだと私も思います。

しかし、その一方で現場では、1次診療施設だけでは対応し切れないケースも生まれます。例えば歯科の場合でいえば親知らずの抜歯で歯が埋まっているケース。こういった難しい症例はやはり設備の整った大学病院で処置してきたのです。

従来はそれでよかったのですが、慢性的な人手不足等から2次診療施設でも対応し切れない患者さんが出てきてしまいました。対応できるのは数か月先。そういった方たちを誰が診療するのか。そこで生まれた発想が「1・5次診療施設」という医院です。


1・5次診療施設の特徴を新歯科医療提供検討委員会はこう述べています。

1・5次歯科診療所とは、1次歯科医療機関と2次歯科医療機関との間に位置づけられる。口腔外科をはじめとし、歯科の専門的治療（日本歯科医学会の基幹学会の専門医が一人以上いる）ができる体制を整え、複数の歯科医師が治療に従事している歯科診療所を想定したもので、多機能型歯科診療所をイメージしている。

一般的な歯科治療を行ういわゆる「かかりつけ医院」が1次診療施設であり、2次診療施設とは口腔外科を持ち高度な医療を提供できる病院のことを指しています。そのちょうど中間にあるのが「1・5次診療施設」と解釈していいでしょう。

1・5次診療施設のメリットはいくつかあります。

まず、先に挙げたような難しい症例を2次診療施設に送ることなく処置できる点です。これにより、2次診療施設の負担軽減につながります。

さらに、地域の通院困難者へのアプローチもしやすくなります。1次診療では難しい訪問診療を担えることで、誤嚥性肺炎や低栄養を防げる可能性が高まります。「地域で患者さんを診療する」という命題に沿うことにもなります。

また、「歯科医のキャリア」という面でも「1・5次診療施設という存在が新たなキャリア形成になる」という考えを私は持っています。

これまで歯科医のキャリアは大きく分けて開業医になるか、大学に残るか、勤務医（ただしゆくゆくは開業医）といったプランしかありませんでした。

しかし、開業医院と病院の間に位置し、地域のニーズに応えられる専門性の高い1・5次診療施設ができることによって、勤務医で働き続けるという選択肢が増えるでしょう。それは「キャリアの幅が広がる」ということで、決して悪いことではないと思います。

今後、私は1・5次診療施設としてかわせ歯科医院を発展させていきたいと思っています。目指すのは、「ライフステージに応じた切れ目のない歯科医療を提供する」こと。「歯が入りました」「入れ歯ができました」といった治療で終わりにするのではなく、実際にその入れ歯でどう食べることができて、元気になっているのか、いないのか。その判断を歯科医師、衛生士、管理栄養士という他職種で判断して関わっていく。

長期にわたってひとりの患者さんを診ていけるような診療体制が私の希望であり、今後目指すべき到達点でもあるのです。

▼当院が1・5次診療施設として歩む理由と意義

では なぜ、かわせ歯科医院が、1・5次診療施設という道を歩んでいきたいのか。
その原点は、私が訪問診療を始め、さまざまな患者さんに接した体験にあります。

私が訪問診療をスタートして10年目の頃でしょうか。

認知症と慢性閉塞性肺疾患を患い、酸素吸入をしながら自宅療養をされている男性で、80代になるYさんという患者さんがいらっしゃいました。

今はコロナでなかなか難しいですがその当時、私は訪問診療に行った際、元気度を測る1つの尺度として毎回患者さんと握手をするようにしていました。

「今日は弱々しいな」「お、今日はしっかり握り返してくる」といった具合に患者さんが握り返してくる握力の度合いで、元気かどうかをチェックしていたのです。

Yさんは、噛める場所が少なくなっていたため入れ歯を作る必要がありました。入れ歯は、でき上がるまでに何回かの治療の工程が必要となり、通常の私の予約であれば3～4週間に1回のペースで訪問し治療を行っていました。

それを念頭に置きながら入れ歯製作をスタート。しかし、思わぬことに気づきました。入れ歯を作り始めてから、Yさんの握力がだんだん弱くなってきたのです。

「これは、もしかしたら……」と思い、1工程につき3～4週間かかる入れ歯の工程を毎週診療する形に変更し、とにかく入れ歯の完成を急ぎました。

1か月後に入れ歯は完成。入れ歯を入れた形で食べてもらうことができたものの、それから1週間くらいしたら、亡くなられてしまいました。

奥様は「先生、さいごまで本当によくしてくれてありがとうございました」というあたたかい声をかけてくださり、言葉に詰まってしまったことを覚えています。

私の判断が正しかったのか、それはわかりません。

しかし、「口から食べられるようにする」ということを目指し、さいごにYさんがひと口でも食事ができたのなら、少しでも患者さんにとっての満足を与えられたのかなと思っております。


こういった体験は、訪問診療でさいごのさいごまで、寄り添わなければわからなかったことです。

「歯科医として、そしてかわせ歯科医院として地域のみなさんに寄り添う医療を提供し続けていきたい」

そのために何が必要かを考え続け、訪問診療体制だけではなく、入れ歯や詰め物といった製作物が時間差なく行えるよう技工所も併設しました。

設備だけではなく、組織体制を整えてきたのは今までお話しした通りです。

1・5次診療施設の重要性を教えてくださったYさんに感謝しながら、目指すべき姿に向かってさらに歩みを進めていきたいと思っています。

▼治療だけではなく、「健康」を考えてもらう場所へ

「不健康をなくす」という理念にもとづき、マタニティの方から高齢者の方まで診療を行ってまいりました。

各ライフステージで課題があり、それを歯科治療、予防、口腔機能の向上、栄養管理といったアプローチから解消していき、患者さんの健康をつくっていく。

ここまでは私の中で確立できたのですが、さらにもう一歩進んだ取り組みができないだろうか？と私は模索を続けていました。

そこで出会ったのが、見学に行った先の歯科医院の安倍先生から聞いたお話でした。ここに私がまだ気づいていなかった歯科医療の可能性を発見したのです。

安倍先生のクリニックでは、「矯正治療」に力を入れておられました。しかし、単に機能性や審美性の向上だけではありません。

「矯正で呼吸と睡眠を正しくさせる」という考え方だったのです。どういうことなのだろうと話を聞くと、「鼻呼吸を子どものうちから徹底するような取り組みを矯正治療と共に行っている」というのです。

たしかに矯正治療が必要な方は舌や唇に口腔機能の癖を持っており、その中の1つに「口呼吸」があります。ではなぜ、口呼吸がのぞましくないのでしょうか。

鼻呼吸では、空気中に浮遊している雑菌などの異物を鼻毛などでフィルタリングしたり、外から入ってきた空気の温度・湿度を調節したりして肺に空気を送りますが、口呼吸ではこれらのことが一切行われません。

空気中にいる雑菌がダイレクトに喉の粘膜にぶつかり、ウイルスが直接付着しやすくなるため、風邪やインフルエンザといった感染症にかかりやすくなります。また、口の中が乾くのでむし歯、歯周病になるリスクも高まります。

また、福岡のみらいクリニック院長の今井一彰先生によると、「鼻呼吸と口呼吸を比べると鼻呼吸のほうがより酸素を取り込めている。口呼吸ではたくさんの酸素を吸っているようで、実は体は酸素を取り込めていない。その分だけ過呼吸になり、呼吸の回数が増え、体にまた負担もかけている」こともわかっています。

さらに見学させていただいた医院の安倍先生は口呼吸の怖さをこう分析しています。

「酸素を多く取り込めるかどうかは体の中にある二酸化炭素の量で決まります。その点、口呼吸は鼻呼吸に比べて二酸化炭素を多く出すため、体は酸素を取り込めません。すると、酸素は生命維持に重要な部分に優先的に配ろうとします。その結果、筋肉に酸素が行かなくなりお子さんの運動能力に差が出てくる。それが脳に影響すると学習能力に差が出るのです」

「だから私は、子どものときから鼻呼吸を習慣づけることは歯科医の役目だと思っています」

安倍先生の話を裏付けるようにブラジルのある研究では、「鼻呼吸と口呼吸を比較すると成績に差があり、口呼吸のほうが成績が下がる」こともわかっています。

さらに言えば、口呼吸になってしまうお子さんは舌が低い位置にあるため、喉の奥では空気の通り道が狭くなってしまいます。そのことで、いびきをかきやすかったり、さらには熟睡できないといった睡眠障害を起こす可能性もあります。

睡眠の質は当然、生活の質にも影響し、ひいては社会生活にも関係してくるでしょう。呼吸一つとってもこれだけの影響がある。

そのことを知った時、私は大きな衝撃を受けるとともに「歯科医が患者さんのためにできることは実はたくさんあるのだ」と気づかされたのです。

安倍先生の話をきっかけにして、私は「患者さんの健康をより増進する取り組みをしたい」と考えるようになりました。呼吸や睡眠、さらには栄養管理のアプローチによって「ゼロをプラスにしていく」場所にできたらと考えています。

それと同時に患者さんやスタッフたちの意識を「歯科医院は病気を治療するところ」から「病気にならないよう予防するところ」という意識へ変えていきたいと思っています。

このような取り組みを続けていけば、歯科医療の未来は、今のように病気を治療する場所ではなく、フィットネスクラブ的に利用し、健康をつくっていく場所になるかもしれません。

ライフサイクルに合った治療を続けていくことで、患者さんにも歯科知識がインプットされデンタルＩＱが高まっていく。

そんな良い循環を目指していきたいと思っています。

▼寄り添い続ける医院であるために、私たちができること

かわせ歯科医院が掲げる展望をお伝えしてまいりましたが、これからも私たちが変えたくない、ひとつの信念があります。

それが「患者さんに寄り添い続ける医院であること」です。


寄り添う、とはいったいどんなことなのでしょう。

私は、寄り添うためには「聞くこと」と「待つこと」の2つが欠かせないと考えています。

その重要性を感じた2人の事例をご紹介させてください。

お一人は、50代の車いすで来られた男性の方でした。「むし歯の治療をしたい」ということで来院され、歯のことでどんなことに困っているか、どんな治療をされたいかお話を伺い、治療がスタートしました。

むし歯が進んでいたため、抜歯せざるを得なくなり、抜歯後どのような治療がいいか伺ったところ「インプラントがいい」とご本人が希望されたのです。

インプラントは手術を伴うもの。そこで私は「わかりました。それではいったん主治医の先生にもインプラントを行ってよいかどうか、確認しましょう」と提案。「はい、わかりました。よろしくお願いします」という合意をとりました。

そこで、主治医の先生にインプラントの可否を伺ってみると「問題ないですよ」との返答。実は私は車いすの方のインプラントは初めてでした。しかし、持病も今は治療を受けてコントロールされているので主治医の先生からも「問題ない」との返答をいただいていたこと、なによりご本人から「やりたい」という気持ちを聞いていました。

そこで、初となる車いすの方のインプラントを行わせていただきました。術後も良好で、問題なく咀嚼ができるようになりました。男性からも「先生、やってよかったです！」という喜びの声をいただきました。

患者さんの本音を聞く。そしてその思いに向き合って最大限尽くす。それが寄り添うことにつながる、と感じたエピソードです。

もうひとつ、「待つこと」も大事だと考えています。

保育園や幼稚園の子どもたちはほとんどといっていいほど歯医者が嫌いです（笑）。それも無理はありません。独特の雰囲気の中、いすに座って機械を口の中に入れられるのですから、泣いたり暴れたりするのは無理もないことです。

あるとき、ひとりのお母さんと幼稚園年中のお子さんがいらっしゃいました。お母さんも働きながらでなかなか手をかけ切れなかったんでしょう。お子さんのお口の中はむし歯があちこちにあり、どうしても治療せざるを得ませんでした。

そこで治療がスタートしたのですが、これが暴れる、泣く、わめく……。来るたびにみんなでなだめながら、ときに腕を押さえながら治療を進めたのです。それでもすごく暴れるやんちゃな男の子で、なかなか治療は進みませんでした。

ときにはちょっとしかできないこともあれば、我慢して長い時間できることもある。そんな波を繰り返しながら、私とその子の関係は続きました。

少し落ち着いた頃からは「3数えたら終わりだよ」「今からクリーニングをするね」といった声がけをしていったものです。

その子のペースに合わせ、待つこともしながら治療をした結果、小学生になった今ではもうむし歯は1本もありません。

いすに乗るのも、慣れたものです（笑）。嫌がらずにスムーズな治療ができるようになりました。

寄り添い続けるためには、ときに長期的な視点で患者さんを「待つ」ことも大事なこと。さらにいえば聞くことも、待つことも自分の中に余裕がなければできないことです。

今後も患者さんから選んでもらえるような医院であるために、こうした「心」の部分も大事にしたい。そう考えています。

▼どん底時代を2度経験したからこそわかる、患者さんの気持ち

本書を執筆するにあたってさまざまなことを思い出す機会が増えました。

そこでひとつ、私のターニングポイントともいうべき「どん底時代」のことを書きたいと感じました。

あの、どん底時代を経験したからこそ、患者さんやスタッフが抱える大変さや苦労が身にしみてわかるようになったからです。

1回目は1章でもお話した大学時代のとき。自分の可能性を信じられない、なにをしてもうまくいかないような絶望的な気持ちを経験しましたが、やがて周りの支えもあって私は無事、歯科医師になることができました。

2回目は、実はかわせ歯科医院を移転した後の時期でした。

私はうつ病になってしまったのです。移転のため開業準備や機械等の手配など、それに

加え毎日の患者さんの診療。もちろん私だけで行ったわけではありませんが、目が回る忙しさだったのです。

そんな折、妻に癌が見つかりました。幸い発見が早かったため早期治療ができるレベルだったのですが、その予後があまり良くなく、治療は何か月にもわたりました。

「妻は大丈夫なんだろうか……」という気持ちを抱えていた矢先、今度は移転開業前に雇った勤務医が突然の欠勤を繰り返すのです。急な欠勤のため、患者さんのアポイントも調整が付けられず、すべてを私が対応しなければならなくなりました。さらには家族間でのトラブルと3つも課題が重なり、私はとうとうまいってしまい、うつ病になってしまったのです。

夜、眠れない。

重たい気持ちが取れない。そんな日々が続き、知り合いの内科医の先生に相談しました。抗うつ薬と睡眠薬を処方してもらい、なんとか仕事は続けました。見かねた周りの医師が精神科医を紹介してくれ、電話をしてみると「川瀬さん、それは荷物を減らすしかありませんね……」と言われたものの、この状況で仕事も、家庭のこともやめるわけにはいきません。
移転し、医院の規模を大きくした分、経営しなければなりません。待っている患者さんもスタッフもいることを考えると、前を向いて走り続けるしかなかったのです。

そうして、私はひとつずつ問題を解決していくようにつとめました。
問題の多かった勤務医には辞めていただき、新しい勤務医を採用。妻もその後癌の再発もなく、今では元気に過ごしています。家族間の問題も収まるところに収まり、私はどうにかこの難局を乗り切ることができました。

私に訪れた2度のどん底時代。2度目は特に厳しいものでしたが、ふと振り返ると私を待ち続けていた患者さんがいたから、頑張り続けることができたのだと感じています。
私は、患者さんから元気をいただいていたのです。

今でも、患者さんから家族や仕事、人間関係の悩みをぽろっとお話しされることがあります。そんなとき私は手を止めて、じっと患者さんのお話を伺うようにしています。
「あのときの、とてもつらかった経験があるからこそ、患者さんのつらさも自分事としてとらえられるようになった」。私はそう勝手に解釈しています。

そして、話してスッキリされた患者さんを見送るとき、私は「あの経験も決して無駄ではなかった」と感じ、また診療に対する意欲が湧いてくるのです。

▼スタッフに教えてもらった、自分を変えることの大切さ

4章で離職率の高さや、組織運営の難しさについてありのままにお伝えしてきましたが、こうした問題が起こるのは「やはり、私の行動にあるんだな」と感じるようになりました。そうして始めた1on1やプロジェクトチームの発足でしたが、ほかにも取り組んだことがあります。

例えば、挨拶や笑顔で接することを心がけたり、「ありがとう」という感謝の言葉を頻

繁に使ったりするようになりました。

また以前はスタッフに、何かをお願いする際「これをやって」と指示するだけでしたが、今は「●●だから、これが必要なので、これをやって」というように、きちんと理由まで伝えるようにしました。これは治療中だけではなく、自分の考えを発信するときも必ず「なぜそう思うのか」という理由を付けて自分の言葉で話すように心がけています。

もうひとつ意識しているのは、「褒めること」です。

業務中、よい行動に対しては、気づいたときなるべく口に出して、「よかったよ」「素晴らしかったよ」とストレートに褒めるようにしています。

こうした変化から最近は、昔から私を知っているスタッフに「先生、だいぶ丸くなられましたね」と言われます。そういわれるのも無理はありません。昔はいつもピリピリしていたため、周りはさぞ気を遣っただろうと思います。

余談ですがなぜ自分があれほどピリピリしていたのか分析してみると、どん底の学生時代にヒントがあるような気がしました。

当時私はすべてのことに自信がなく、不登校になった時期もありました。その経験は、「自分のような人間はどこにでもいる。だから自分ができることは誰でもできるだろう」という考えを無意識に根付かせていたのだと思います。

そのため、スタッフに対して「なぜできないの？」と思ってしまったり、「失敗は絶対に許さない」という感覚を持っていたのかもしれません。

しかし、それでは、誰しもパフォーマンスを発揮し続けるのは難しいでしょう。

スタッフに安心して、毎日楽しく仕事をしてもらうのも、院長としてのつとめ。

「かわせ歯科医院が心理的な安全地帯であると認識してもらうためにも、まず自分が変わらなければならない」と決意に至ったのです。

といっても、ただ仲の良い人間関係をつくるのとは違います。「一人ひとりが多様性を受け入れたうえで、理念に向かって前進していく」ことが私たちの目指す目標です。そのために組織があり、文化があるのですから。

今後もかわせ歯科医院で働くことを選んでくれたスタッフに感謝しながら、かわせ歯科医院が掲げるビジョンに向かって進んでいきたいと思います。

おわりに

「先生、こんなことまで本に書くんですか？」とスタッフから驚かれるくらい、本書では私のこれまでの半生、また経験から得たことをあらいざらい書かせていただきました。

これまで私がさまざまな困難にぶつかりながら進んでこれたのも、ひとえに患者さんが当院を選んでいただいたおかげだと感じています。

年代の異なる方がいらしてくれたからこそ、「この年代にはこの処置が必要」「この処置や取り組みをやろう」と経験が積み重なっていったのです。

こうした蓄積が、3章で詳しく述べたライフサイクルから見た取り組みにつながるわけですが、この目指すべき姿も、妊婦さん、乳幼児から高齢者の方々が来てくれて関わらせてもいただいたからこそ、でき上がったもの。いってみれば患者さんたちのおかげです。

今後、そうした取り組みを患者さんにお返しする形で、各年代で起こり得る困りごとの解消やニーズに応えていきたいと思っています。その際、痛みや違和感といった体のサインだけではなく、心のサインも受け取り、ニーズに応えていくことがかわせ歯科医院らしさにつながると考えています。

患者さんの本心からのニーズを聞き取り応えていくためには、当然ひとりではできません。医師をはじめスタッフ全員でその課題に取り組んでいきたいと思っています。

「歯を治す」だけではなく、歯を治して次のステップに行くためにどうすればいいのか？　そのために治療や予防や検診があります。なんでもそろう「歯医者のデパート」として確立していくためには、まだ地道な努力が必要で、その過程には失敗もあるでしょう。そこから学ぶこともあるでしょう。しかし、マイナスからゼロへ、ゼロからプラスへ、少しずつでも着実に進んでいきたいと考えています。

本書を読んでくださったみなさまに心から感謝申し上げます。本当にありがとうございました。

川瀬信行 かわせ のぶゆき

医療法人社団優智会　かわせ歯科医院　院長
1963生まれ。
90年　北海道大学歯学部　卒業
90年　東京医科歯科大学　入局
92年　みどり小児歯科　勤務
95年　かわせ歯科医院　開業
趣味・特技：音楽鑑賞・アウトドア
「患者様の『不』をなくしたい」という志のもと、東京都東村山市にかわせ歯科医院を開業。以来約30年間、地域医療に貢献し続けている。

かわせ歯科医院 HP
https://www.kawase-dc.com/

プロデュース：水野俊哉
装丁・本文デザイン：森田千秋（Q.design）
取材協力：掛端玲

不健康をなくす

2023年5月25日　初版第1刷発行

著　者　川瀬信行
発行元　サンライズパブリッシング株式会社
〒150-0043
東京都渋谷区道玄坂 1-12-1　渋谷マークシティ W22階

発売元　株式会社　飯塚書店
〒112-0002 東京都文京区小石川 5-16-4
TEL03-3815-3805　FAX03-3815-3810
http://izbooks.co.jp

印刷・製本　恒信印刷株式会社

ISBN　978-4-7522-9000-1　C0030